骨粗鬆症診療における骨代謝マーカーの適正使用ガイド
2018年版

編集　日本骨粗鬆症学会　骨代謝マーカー検討委員会

一般社団法人 日本骨粗鬆症学会

序　文

　わが国において，近年の人口の高齢化に伴い骨粗鬆症患者は増加し，骨粗鬆症に起因する骨折も増加傾向を示してきている。とくに，大腿骨近位部骨折は高齢者においては転倒などの軽微な事故で発生し，入院や手術を要することが多く，結果として生活活動能力を著しく低下させ，ひいては生命予後を悪化させることが報告されている。この骨粗鬆症による骨折への対策は喫緊の課題である。幸いこの30年にわたる骨粗鬆症学の飛躍的な発展により，多くの治療薬が上市され，実臨床で効果を上げつつあり，骨粗鬆症診療のあり方も変遷を重ねてきた。そのなかで，骨代謝マーカーは治療のマネージングに欠かせない診療ツールとなってきている。本書は，現時点での骨粗鬆症診療における骨代謝マーカーのポジショニング，実臨床での応用範囲などを示し，骨代謝マーカーの適正使用のガイドとして，日本骨粗鬆症学会骨代謝マーカー検討委員会が主となって編纂した。

　骨粗鬆症の疾患概念は，1991年のコペンハーゲンでのコンセンサス会議において「骨粗鬆症は骨量の低下と骨微細構造の劣化を特徴とし，骨強度が低下して骨折リスクが増加した状態」と定義されたが，2000年の米国国立衛生研究所（NIH）のコンセンサス会議において，大幅に変更されることになった。それによれば「骨粗鬆症とは，骨折リスクを増すような骨強度の問題（compromised bone strength）を特徴とする骨格の疾患」であるとした。骨強度は，骨密度（bone mineral density: BMD）と骨の質（bone quality）が統合されたものであり，BMDは単位面積または単位体積あたりのミネラル量で示される。成人の骨密度はその個人の最大骨量とそれ以後の骨量減少量で規定され，一方，骨質は骨の微細構造，骨代謝回転速度，微小ダメージの蓄積，石灰化の程度，コラーゲンなどの骨基質の特性などにより規定される。

　骨粗鬆症の予防と効果的な治療により，骨粗鬆症患者のQOL維持とともに骨折に対する医療費負担の軽減が可能となる。この効果を得るためには，骨粗鬆症の早期診断と，すでに発症してしまった骨粗鬆症に対する効果的な治療およびより精度の良い治療モニタリング，そして骨折リスクの評価が必須事項となる。現時点では，このような要件を満たすための臨床検査として，骨の生検による骨形態計測指標がある。骨形態計測は骨の石灰化の程度やその速度，骨吸収の領域の広さや程度，骨形成の程度やその速度など，骨の動態を把握しうる指標が得られ，さらに，骨構造の評価を行ううえで必須な手段でもある。

しかし，骨の生検は侵襲的な検査法であり，繰り返し施行することは一般臨床では困難である．また，これらの指標は骨組織採取部位の局所の骨変化を表現するのみであり，必ずしも全身の骨所見と考えるには適切ではない場合もありうる．

近年，BMD測定が骨粗鬆症の診断の主たる方法として活用されており，その測定精度の向上も目覚しいものがある．しかし，骨粗鬆症の臨床において加齢や病態による骨代謝の状態や薬物投与後の変化をみるのに不可欠なツールとして，より動的な指標が望まれる．骨の代謝は日々動的に変化し，同じBMDであっても代謝状態は異なり，病的な意義も異なる．このため，BMD測定を動的マーカーとするためには，半年ないし1年の観察期間をおいた再測定を待たなければならず，しかもその変化はさほど顕著でないことも多い．

一方，骨代謝マーカーは，日々の骨代謝状態を適確に表現しうることが認められており，動的指標としての有用性がより高い．そのため，骨代謝マーカーの使用で，より適切な薬物選択が可能となる．なお，薬物治療による代謝改善効果を判断するためにも，できる限り診断時に骨代謝状態を評価することが推奨される．ただし，骨代謝に及ぼす影響の少ない治療薬を選択する場合には，薬物治療の効果を評価するために骨代謝マーカーを測定する意義は大きくはない．

近年，骨芽細胞や破骨細胞の特異的酵素活性の感度・特異度の高い測定法の開発に加えて，骨のリモデリング機構に伴う骨コラーゲン代謝の機序が理解されるようになり，コラーゲン代謝に関わる物質を定量する骨代謝マーカーが新規に開発されている．このように，骨代謝マーカーは骨代謝回転を臨床的に評価できるツールとしてのポジションを得ている．現時点ですでに，骨代謝マーカーは骨粗鬆症診療に不可欠であり，優れた動的指標が得られる臨床検査となっている．

2018年9月

日本骨粗鬆症学会　骨代謝マーカー検討委員会 委員長

西澤　良記

日本骨粗鬆症学会 骨代謝マーカー検討委員会

委 員 長	西澤　良記	特定医療法人蒼龍会井上病院名誉院長，大阪市立大学名誉教授
副委員長	太田　博明	国際医療福祉大学臨床医学研究センター教授，山王メディカルセンター・女性医療センター長
副委員長	三浦　雅一	北陸大学理事・薬学部生命薬学講座教授（委員会事務局）
委　　員	市村　正一	杏林大学医学部整形外科教授
委　　員	稲葉　雅章	大阪市立大学大学院医学研究科代謝内分泌病態内科学教授
委　　員	今西　康雄	大阪市立大学大学院医学研究科代謝内分泌病態内科学准教授
委　　員	白木　正孝	成人病診療研究所所長
委　　員	髙田　潤一	医療法人北郷整形外科医院副院長，札幌医科大学医学部整形外科臨床教授
委　　員	茶木　修	横浜労災病院産婦人科部長・分娩部長
委　　員	萩野　浩	鳥取大学医学部保健学科教授・附属病院リハビリテーション部部長
委　　員	福永　仁夫	川崎医科大学学長
委　　員	藤原 佐枝子	安田女子大学保健センター長・薬学部薬学科教授
委　　員	三木　隆己	泉大津市立病院高齢者医療センター長，大阪市立大学名誉教授
委　　員	吉村　典子	東京大学医学部附属病院22世紀医療センターロコモ予防学講座特任教授

COI（利益相反）の確認について

本委員会の委員は日本骨粗鬆症学会のCOI申請規約に沿って，利益相反状況を日本骨粗鬆症学会に申告している。

目次

序　文 ……………………………………………………………………………………………… iii
日本骨粗鬆症学会 骨代謝マーカー検討委員会 ………………………………………………… v
骨代謝マーカーの用語と略語 …………………………………………………………………… viii

第1章
総　論

1 骨粗鬆症と骨代謝マーカーとの関連 …………………………………… 西澤良記　　2
2 ガイドラインからガイドへ移行の背景
　　1) 骨粗鬆症診療の変遷 ………………………………………………… 太田博明　　6
　　2) 骨代謝マーカーの測定意義 ………………………………………… 太田博明　11
　　3) ガイドラインの考え方の変遷，ガイドへの移行 ………………… 西澤良記　15
3 国際標準化およびハーモナイゼーションの動向 ……………………… 三浦雅一　18

第2章
骨代謝マーカーの測定法

1 骨代謝マーカーの種類と測定法 ………………………………………… 三浦雅一　22
2 骨形成マーカー …………………………………………………………… 市村正一　26
3 骨吸収マーカー …………………………………………………………… 稲葉雅章　29
4 骨マトリックス（基質）関連マーカー ………………………………… 茶木　修　32
5 検体の採取と取り扱い …………………………………………………… 三浦雅一　35
6 基準値 ……………………………………………………………………… 三浦雅一　38
7 骨代謝マーカーの保険点数と保険適用条件 …………………………… 三浦雅一　40
8 測定結果の表示 …………………………………………………………… 三木隆己　42

第3章
骨代謝マーカーの適正使用

1 骨代謝マーカーによる骨量低下と骨折リスク評価 …………………… 藤原佐枝子　46
2 骨代謝マーカーによる骨粗鬆症治療薬の選択と特性
　　1) 骨吸収抑制薬
　　　　a. 女性ホルモン薬 ………………………………………………… 茶木　修　50
　　　　b. 活性型ビタミン D_3 誘導体 …………………………………… 吉村典子　54
　　　　c. ビスホスホネート薬 …………………………………………… 市村正一　57

    d．SERM ･･･ 太田博明　63
    e．抗 RANKL 抗体薬 ･････････････････････････････････ 髙田潤一　68
  2）骨形成促進薬
    a．副甲状腺ホルモン薬 ･･･････････････････････････････ 今西康雄　73
    b．抗スクレロスチン抗体薬 ･･･････････････････････････ 今西康雄　76
  3）その他
    a．ビタミン K_2 薬 ･････････････････････････････････････ 白木正孝　79
3　骨代謝マーカーによる骨粗鬆症治療薬の効果判定
  1）評価可能な骨代謝マーカーと治療薬の組み合わせ ･････････ 髙田潤一　82
  2）治療効果判定における適切な骨代謝マーカーの測定時期 ･･･ 萩野　浩　88

第4章
続発性骨粗鬆症における骨代謝マーカー
稲葉雅章　92

第5章
逐次療法，併用療法の骨代謝マーカー変動
萩野　浩　98

第6章
医療経済効果への可能性
（アドヒアランス向上への取り組み）
藤原佐枝子　104

第7章
骨代謝マーカーの課題と将来
1　骨代謝マーカーの保険適用と実臨床のギャップ ･･････････････ 三木隆己　108
2　骨関連検査項目 ･･ 太田博明　111
3　新たなバイオマーカーおよび測定法 ････････････････････････ 三浦雅一　116

第8章
今後の展望
西澤良記　122

巻末資料 ･･ 125
索　引 ･･ 132

骨代謝マーカーの用語と略語

骨形成マーカー	略語	コメント
オステオカルシン	OC	
アルカリホスファターゼ	ALP	
骨型アルカリホスファターゼ	BAP	
Ⅰ型プロコラーゲン-N-プロペプチド	P1NP	1はワンと読む
インタクトⅠ型プロコラーゲン-N-プロペプチド	Intact P1NP	インタクトのIは大文字とする
トータルⅠ型プロコラーゲン-N-プロペプチド	total P1NP	トータルのtは小文字とする
Ⅰ型プロコラーゲン-C-プロペプチド	P1CP	1はワンと読む

骨吸収マーカー	略語	コメント
ヒドロキシプロリン	HYP	
ピリジノリン	PYD	
デオキシピリジノリン	DPD	
Ⅰ型コラーゲン架橋N-テロペプチド	NTX	Xは大文字とする
Ⅰ型コラーゲン架橋C-テロペプチド	CTX	Xは大文字とする
Ⅰ型コラーゲン-C-テロペプチド	1CTP	1はワンと読む
酸ホスファターゼ	ACP	Cは大文字とする
酒石酸抵抗性酸ホスファターゼ	TRACP	
酒石酸抵抗性酸ホスファターゼ-5b	TRACP-5b	

骨マトリックス（基質）関連マーカー	略語	コメント
低カルボキシル化オステオカルシン	ucOC	
ペントシジン	—	
ホモシステイン	—	

骨代謝マーカーで検体材料として血清および尿の両者がある場合は，血清では略語の前に小文字の「s」，尿では略語の前に小文字の「u」をそれぞれ付けることとする。詳細は，第2章 骨代謝マーカーの測定法　1. 骨代謝マーカーの種類と測定法の表1を参照のこと。

本ガイド内で使用する用語は原則として日本骨粗鬆症学会による『骨粗鬆症標準用語集』に準拠した。

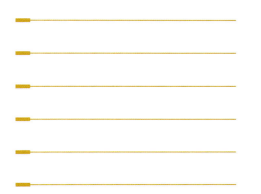

第1章 総論

1 骨粗鬆症と骨代謝マーカーとの関連
2 ガイドラインからガイドへ移行の背景
　1) 骨粗鬆症診療の変遷
　2) 骨代謝マーカーの測定意義
　3) ガイドラインの考え方の変遷，ガイドへの移行
3 国際標準化およびハーモナイゼーションの動向

1 骨粗鬆症と骨代謝マーカーとの関連

POINTS

- 古い骨は破骨細胞により吸収され，骨芽細胞により新たな骨が補完されるという骨代謝過程が，生涯を通じて営まれる。
- 骨芽細胞に由来するタンパク質や酵素は骨形成マーカーとして，破骨細胞由来の酵素は骨吸収マーカーとして活用される。プロコラーゲンの分解産物は骨形成マーカーに属し，コラーゲンの分解産物は骨吸収マーカーに属する。
- 骨代謝マーカーの高値は骨代謝回転の亢進を意味し，将来の骨密度低下の予測因子である。
- 骨代謝マーカーの高値は年齢，骨密度，既存骨折とは独立した骨折予測因子である。

KEYWORDS 骨代謝回転，骨密度低下予測，骨折予測，絶対骨折リスク

骨代謝マーカーとは

骨組織では古い骨は破骨細胞により吸収され，骨芽細胞により新たな骨が補完される。このような機構を骨リモデリングと呼ぶが，代謝の面からみれば一連の過程の進行は骨代謝回転と総称される。この一連の過程は約3～5ヵ月の周期で構成され，全骨格の3～6％が常にリモデリングされて，ヒトの生涯にわたってこれが繰り返されている。代謝回転が健常で骨吸収と骨形成のバランスが保たれていれば骨量は維持されるが，代謝回転が亢進して骨形成に比して骨吸収が優位であれば骨量は減少し，逆に代謝回転が遅くとも，骨吸収に比して骨形成が少なければ骨量はやはり減少する。また，骨代謝回転が過剰に抑制されれば，骨構造の負の改変のために骨の脆弱化が生じる。

骨の代謝状態は日々変化し，その状況により骨量，あるいは骨強度が維持され，または変化が生じる。骨の代謝状態を知ることは骨粗鬆症の病態を検討するには必須の項目であり，具体的に実臨床において，骨代謝回転の評価の指標として骨代謝マーカーが用いられる。

骨代謝マーカーとして種々の物質が選別されてきており，大きく分けて，骨芽細胞に由来するタンパク質や酵素（OC，BAPなど）は骨形成マーカーとして活用され，破骨細胞由来の酵素（TRACP-5b）は骨吸収マーカーとして用いられる。また，コラーゲンの生成過程におけるプロコラーゲンの分解産物（P1NP）は骨形成マーカーに属し，コラーゲンの分解産物（PYD，DPD，NTX，CTX）は骨吸収マーカーに属する。さらには骨マトリックス（基質）関連物質としてのucOC，ペントシジン，ホモシステインなどもおのおのの意義付けがなされてきている。これらの詳細は後述する。

骨代謝マーカーは骨密度低下を予測するか

骨代謝マーカーは骨代謝回転を定量的に表現するため，その値から将来の骨量減少や骨折リスクの予測と，骨強度において骨密度とは独立した危険因子としての骨質の評価が可能になると期待される。Japanese Population-based Osteoporosis Cohort Study（JPOSコ

ホート研究)[1]によると，閉経後10年未満の女性においてOCとuCTXは3年後，6年後の橈骨遠位1/3の骨密度変化率との有意な負の相関を示し，45歳以上の未閉経女性においてOCとuCTXは腰椎，大腿骨近位部の骨密度と比較的強い負の相関を示した。周閉経期女性での骨代謝マーカーと骨密度変化との相関は前腕骨でのみ認め，腰椎や大腿骨近位部での骨密度変化の予測は難しいとした。Chakiら[2]は，46〜75歳の女性を対象に3年間の追跡を行い，腰椎骨密度とuNTXは有意に負の相関があり，その相関係数は1年目で−0.346，2年目で−0.235，3年目で−0.211となり，期間が短いほど骨密度減少と骨代謝マーカーの関連が強いとした。高齢女性を対象としたOFELY study[3]ではOC，uCTX，uNTXは橈骨骨密度変化と相関し，−0.29〜−0.50の相関係数を報告している。

男性についての研究は少なく，Taiji study[4]において，40〜79歳の男性を3年間追跡し，PYDと腰椎骨密度変化率の相関性を見いだし，他の報告でも35〜79歳の男性127例を5年間追跡し，P1NP，uNTXなどの骨代謝マーカーと腰椎，大腿骨骨密度変化に有意な相関性を報告しているが[5]，対象年齢は異なるものの，Dubbo Osteoporosis Epidemiology Study[6]ではそのような関連性は見いだせなかったという。

骨代謝マーカーによる骨密度予測については，一部に否定的な論文もあり，また，対象の年齢によっても相関性に差異を認めているものの，将来の骨密度低下を骨代謝マーカーで評価しうる可能性が示されている。すなわち，骨代謝マーカーの高値から，骨代謝回転亢進と将来の骨密度低下を予測しうると考えられている（第3章1に詳述）。

このような考えのもと，fast bone loserという見方がある。古くはChristiansenら[7]が前腕骨遠位部の骨密度が年間3%以上低下した患者群をfast bone loserと呼び，閉経後3年まで追跡して，尿中HYP，尿中カルシウム，血中ALPで選別できるとしたが，閉経直後の急速な骨密度低下のスピードが以後も維持されるかどうかは疑問である。その後の研究[8]で，閉経後3年未満の女性での12年間の追跡期間における骨密度低下率と最初の2年間の減少率には相関性があり，閉経直後のfast bone loserはその後もより骨密度が低下しやすいとした。また，別の報告[9]では閉経直後に前腕部でfast bone loserと判定された場合，15年後には腰椎や大腿骨頚部でもより低い骨密度を呈し，橈骨骨折の発生率も高いとした。このfast bone loserの概念はやや古典的であり，否定的な論文も散見されるものの，この概念は骨粗鬆症における骨代謝マーカーの意義に大きく関与してきた。

骨代謝マーカーは骨折予測に有用か

骨代謝の亢進は，年齢，骨密度，既存骨折とは独立した骨折予測因子であり，以前より多くの報告で骨折リスク因子として評価されている。Garneroら[10]は75歳以上の女性7,598例について，骨吸収マーカーであるuCTX，DPDの高値と大腿骨近位部骨折の発生について検討し，uCTXおよびDPDの高値は大腿骨近位部骨折のリスクを高め，オッズ比はおのおの2.2，1.9であるとした。これは大腿骨頚部の低骨密度のオッズ比2.7と同程度であり，マーカーの高値と低骨密度が重複すればオッズ比はおのおの4.1，4.8と相加的なリスクになるとした。わが国でのNagano Cohort研究[11]では，3年間の椎骨骨折が14.3%であり，年齢，既存骨折，骨密度とともにDPDの高値が有意な骨折予測因子（ハザード比（HR）1.18）であるとした。また，骨形成マーカーであるBAPおよび骨吸収マーカーであるuCTXと骨折との関係の検討[12]では，BAP，uCTXが1SD（標準偏差）上昇したとき，骨折オッズ比はそれぞれ1.53，1.54となった。これらのことは骨吸収マーカー，骨形成マーカーがともに骨密度とは独立した骨折予測因子であることを示している。

このような相対的骨折リスクは年齢により上昇する。Johnellらは，骨密度，既存骨折，骨代謝マーカーと10年間の絶対骨折リスクについて検討し[13]，低骨密度，既存骨折，uCTX高値を有する場合は絶対骨折リスクが23.6%から29.5%に上昇することを示し，骨代謝マーカーが年齢，骨密度，既存骨折と同様の絶対骨折リスク評価因子であることを示した。男性についての研究は少ないが，オーストラリアでのDubbo Osteoporosis Epidemiology Study[14]では，骨吸収マーカーの高値は骨密度とは独立して骨折の予測因子にな

りうるとしている。しかし，男性に関しては否定的な論文もあり，まだ十分なコンセンサスは得られていない。

　骨代謝マーカーの高値で示される高骨代謝回転が骨折リスクを高めるメカニズムとして，高代謝回転であることが低骨密度を招来するという直接的な考え方はもちろんある。しかし，それとは別に骨密度とは独立して高代謝回転が骨折リスク因子になりうると考えられており[15]，骨の微細構造の改変による構造劣化は骨の脆弱性をもたらしうるとともに骨密度の減少にもつながる。改変による新規の海綿骨の骨吸収窩は構造上の圧ストレスを受け，局所的に脆弱となり，この部分の骨喪失につながるという報告がある[16]。さらには，高代謝回転状態で生成された骨は成熟骨に比べてやや未成熟で，十分に石灰化されていない比率が高いと報告されている[17]。代謝回転が骨の微細構造改変スピード，ひいては骨の力学構造に関与していることが，代謝回転が骨折リスクを高めるメカニズムであると理解されている。

　それでは将来の骨折予測に骨代謝マーカーが有用であるというエビデンスはあるのか。骨代謝マーカーによる骨折予測の報告は多いが，いくつかの報告[15, 18, 19]では骨形成マーカーないし骨吸収マーカーの１つ，ないしはそれ以上が骨折リスク評価に有用であるとしている。また，低骨密度の女性に骨代謝マーカーの上昇を認めれば骨折予測をより強めるとする報告もある[20, 21]。しかし，骨代謝マーカーによる骨折予測には限界がある[22]。それぞれの研究での骨折のアウトカムは種々雑多な骨折を含む場合もあり，骨代謝マーカーの測定法，測定誤差，基準値などは統一されておらず，また，骨折予測に十分なコンセンサスが得られていないとの報告もある。近年，これらについての総説[23, 24]，メタ解析[25]，ポジショニング論文[26]があり，骨折リスクの予測について詳述している（**第３章１参照**）。

（西澤良記）

文献

1) Iki M, Morita A, Ikeda Y, et al: Biochemical markers of bone turnover predict bone loss in perimenopausal women but not in postmenopausal women-the Japanese Population-based Osteoporosis (JPOS) Cohort Study. Osteoporos Int 17(7):1086-95,2006
2) Chaki O, Yoshikata I, Kikuchi R, et al: The predictive value of biochemical markers of bone turnover for bone mineral density in postmenopausal Japanese women. J Bone Miner Res 15(8):1537-44,2000
3) Garnero P, Sornay-Rendu E, Duboeuf F, et al: Markers of bone turnover predict postmenopausal forearm bone loss over 4 years: the OFELY study. J Bone Miner Res 14(9):1614-21,1999
4) Yoshimura N, Hashimoto T, Sakata K, et al: Biochemical markers of bone turnover and bone loss at the lumbar spine and femoral neck: the Taiji study. Calcif Tissue Int 65(3):198-202,1999
5) Donescu OS, Battié MC, Videman T, et al: The predictive role of bone turnover markers for BMD in middle-aged men. Aging Male 9(2):97-102,2006
6) Nguyen TV, Meier C, Center JR, et al: Bone turnover in elderly men: relationships to change in bone mineral density. BMC Musculoskelet Disord 8:13,2007
7) Christiansen C, Riis BJ, Rødbro P: Screening procedure for women at risk of developing postmenopausal osteoporosis. Osteoporos Int 1(1):35-40,1990
8) Hansen MA, Overgaard K, Riis BJ, et al: Role of peak bone mass and bone loss in postmenopausal osteoporosis: 12 year study. BMJ 303(6808):961-4,1991
9) Riis BJ, Hansen MA, Jensen AM, et al: Low bone mass and fast rate of bone loss at menopause: equal risk factors for future fracture: a 15-year follow-up study. Bone 19(1):9-12,1996
10) Garnero P, Hausherr E, Chapuy MC, et al: Markers of bone resorption predict hip fracture in elderly women: the EPIDOS prospective study. J Bone Miner Res 11(10):1531-8,1996
11) Shiraki M, Kuroda T, Nakamura T, et al: The sample size required for intervention studies on fracture prevention can be decreased by using a bone resorption marker in the inclusion criteria: prospective study of a subset of the Nagano Cohort, on behalf of the Adequate Treatment of Osteoporosis (A-TOP) Research Group. J Bone Miner Metab 24(3):219-25,2006
12) Ross PD, Kress BC, Parson RE, et al: Serum bone alkaline phosphatase and calcaneus bone density predict fractures: a prospective study. Osteoporos Int 11(1):76-82,2000
13) Johnell O, Odén A, De Laet C, et al: Biochemical indices of bone turnover and the assessment of fracture probability. Osteoporos Int 13(7):523-6,2002
14) Meier C, Nguyen TV, Center JR, et al: Bone resorption and osteoporotic fractures in elderly men: the dubbo osteoporosis epidemiology study. J Bone Miner Res 20(4):579-87,2005
15) Szulc P, Delmas PD: Biochemical markers of bone turnover: potential use in the investigation and management of postmenopausal osteoporosis. Osteoporos Int 19(12):1683-704,2008
16) Dempster DW: The contribution of trabecular architecture to

cancellous bone quality. J Bone Miner Res 15(1):20-3,2000
17) Follet H, Boivin G, Rumelhart C, et al: The degree of mineralization is a determinant of bone strength: a study on human calcanei. Bone 34(5):783-9,2004
18) Dobnig H, Piswanger-Sölkner JC, Obermayer-Pietsch B, et al: Hip and nonvertebral fracture prediction in nursing home patients: role of bone ultrasound and bone marker measurements. J Clin Endocrinol Metab 92(5):1678-86, 2007
19) Tromp AM, Ooms ME, Popp-Snijders C, et al: Predictors of fractures in elderly women. Osteoporos Int 11(2):134-40,2000.
20) Sornay-Rendu E, Munoz F, Garnero P, et al: Identification of osteopenic women at high risk of fracture: the OFELY study. J Bone Miner Res 20(10):1813-9,2005
21) Gerdhem P, Ivaska KK, Alatalo SL, et al: Biochemical markers of bone metabolism and prediction of fracture in elderly women. J Bone Miner Res 19(3):386-93,2004
22) Hlaing TT, Compston JE: Biochemical markers of bone turnover - uses and limitations. Ann Clin Biochem 51(Pt 2):189-202,2014
23) Morris HA, Eastell R, Jorgensen NR, et al; IFCC-IOF Working Group for Standardisation of Bone Marker Assays (WG-BMA): Clinical usefulness of bone turnover marker concentrations in osteoporosis. Clin Chim Acta 467:34-41,2017
24) Starup-Linde J, Vestergaard P: Biochemical bone turnover markers in diabetes mellitus - A systematic review. Bone 82:69-78,2016
25) Johansson H, Odén A, Kanis JA, et al: A meta-analysis of reference markers of bone turnover for prediction of fracture. Calcif Tissue Int 94(5):560-7,2014
26) Vasikaran S, Eastell R, Bruyére O, et al; IOF-IFCC Bone Marker Standards Working Group: Markers of bone turnover for the prediction of fracture risk and monitoring of osteoporosis treatment: a need for international reference standards. Osteoporos Int 22(2):391-420,2011

第1章 総論

2 ガイドラインからガイドへ移行の背景

1）骨粗鬆症診療の変遷

POINTS

- 閉経後骨粗鬆症の成因と病態についての概念は1940年代にAlbrightによって提言された。
- 1990年代，EBMの概念が骨粗鬆症領域にも導入され，臨床研究の進展によって新規薬物が登場した。
- 1990年代には骨量や骨代謝マーカーの測定の普及により，骨代謝が客観的に評価可能となったため，骨粗鬆症の定義が変遷した。
- わが国の骨粗鬆症診療は「骨粗鬆症の治療（薬物療法）に関するガイドライン」（1998年）によって啓発され，その後名称変更された「骨粗鬆症の予防と治療ガイドライン2006年版」以降，格段に進展した。

KEYWORDS エストロゲン欠乏，骨量測定，骨代謝マーカー，診断基準，ガイドライン

閉経後骨粗鬆症の概念は

骨粗鬆症は4千年以上前のエジプトのミイラにも認められる，人類の歴史とともに存在した疾患である。骨粗鬆症はおもに閉経後の女性が罹患する疾患で，エストロゲン欠乏がその原因とされ，1930年代頃から一部の研究者によって取り上げられていた。そのなかで，米国の内分泌学者Albrightが第二次世界大戦前から，"postmenopausal osteoporosis（閉経後骨粗鬆症）"の臨床病態をエストロゲンと骨との関わりとして提言していた[1,2]。すなわち，閉経した女性や手術で卵巣を摘出した女性は身長の低下，円背・亀背，腰背痛の3徴候があり，これらはいずれも骨粗鬆症性骨折に伴う症状および所見であるとした。

Albrightはエストロゲン欠乏と骨粗鬆症の関係に加えて，名著である"The Parathyroid Glands and Metabolic Bone Disease"[3]のなかで，骨粗鬆症を代謝性骨疾患として位置付けた。この本が契機となって，Parathyroid Conferenceが発足し，やがて国際学会International Conference of Calcium Regulatory Hormones（ICCRH）の設立と，その機関紙"Bone and Mineral"の発刊へと発展していく。現在ではICCRHと"Bone and Mineral"は存在しないが，米国骨代謝学会（American Society for Bone and Mineral Research: ASBMR）ではFuller Albright Awardとして，その功績を称え，現代に引き継いでいる。

骨粗鬆症治療薬承認の歴史は

1980年代までは骨粗鬆症は骨の老化とされ，疾患とはみなされていなかった。しかし，Christiansenが1981年，Lancet[4]に，閉経後女性を対象とし，骨量の変化を指標とした3年間のプラセボ対照試験で，エストロゲンの低下で骨量減少が生じるが，エストロゲンの投与により骨量が増加すると報告した。この報告は骨量評価を可能にした診断機器の進歩の上になされたもので，骨粗鬆症治療の必要性を裏付けるゴールドスタンダードとなった。

なお，わが国においても，骨粗鬆症は単なる骨の老化現象であって疾患ではなく，予防も治療も不必要で

あると考えている医師が少なからず存在した。しかし，1959年にはじめて骨粗鬆症治療薬として，蛋白同化ホルモン薬のフェニルプロピオン酸ナンドロロンが骨多孔症を効能として承認された。次いで1966年には，カルシウム薬であるL-アスパラギン酸カルシウムがはじめて骨粗鬆症を効能に承認された。その後，骨粗鬆症は疼痛を伴うことから，1979年にカルシトニン薬であるブタカルシトニンが骨粗鬆症における疼痛を効能に承認され，1984年には骨粗鬆症の骨量減少が効能に追認されている。さらに，1981年にはエストロゲン製剤としてのエストリオールが老人性骨粗鬆症を効能に，1982年にはウナギカルシトニンであるエルカトニンが骨粗鬆症を効能に，おのおの承認された。さらに世界に比べてわが国で特異的に多く使用され，現在も使用されている活性型ビタミンD_3薬であるアルファカルシドール$[1\alpha(OH)D_3]$が1983年に，また海外から導入されたカルシトリオール$[1\alpha,25(OH)_2D_3]$が1989年に，骨粗鬆症を効能に承認された。

1988年には植物性エストロゲンのイソフラボンであるイプリフラボンが骨粗鬆症の骨量減少の改善を効能に承認された。さらに，1990年にカルシトニン薬のサケカルシトニンが骨粗鬆症の痛みに，1995年にはビタミンK_2薬であるメナテトレノンが骨粗鬆症の骨量減少・骨痛に対し，おのおの承認されている。

そして1996年，ビスホスホネート薬のエチドロン酸がわが国で使用可能となり，その後，今日の骨粗鬆症治療薬の主流となっている窒素含有ビスホスホネート薬のアレンドロン酸が2001年に，リセドロン酸が2002年に使用可能となった。しかし，アレンドロン酸は米国では1996年，オーストラリアでは1999年から使用されていたので，わが国は各国から遅れて使用可能となった。また，わが国でのSERM（選択的エストロゲン受容体モジュレーター）の登場は2004年のことであった（**表1**）。

1990年代には「科学的根拠に基づいた医療（evidence-based medicine: EBM）」の概念が提唱され，欧米ではEBMが臨床医学に取り入れられた。これは骨粗鬆症の分野においても同様で，1994年以降，欧米においては骨折抑制をエンドポイントとした大規模臨床試験が次々と行われるようになり，新規薬物が開発された。この背景には骨量や骨代謝マーカー測定の普及により，骨粗鬆症の病態が客観的に評価可能となったことがあり，骨粗鬆症の診断と治療は大きな進歩を遂げた。

骨粗鬆症の定義とその変遷は

骨粗鬆症診療においてもEBMの概念の導入に加え，骨量や骨代謝の状態が客観的に評価可能となり，骨粗鬆症の病態と治療の効果が明らかになるにつれ，骨粗鬆症の概念および定義も大きく変化した。

1991年にコペンハーゲンで開催されたコンセンサス会議にて「骨粗鬆症は，低骨量と骨組織の微細構造の異常を特徴とし，骨の脆弱性が増大し，骨折のリスクが増大する疾患である」と定義され，診断には骨量測定による低骨量の確認が必要とされた。さらに，1993年に香港で開催された世界骨粗鬆症会議におけるConsensus Development Conference[5]では，必ずしも骨折を伴わなくても診断することが可能となった。加えて1994年，世界保健機関（World Health Organization: WHO）[6]により，骨粗鬆症は病的疾患として初めて明言され，骨密度を中心とした診断基準が作成された（**表2**）。

これを受けてわが国では1995年に初めて，骨折する前の早期診断の必要性から，女性の腰椎骨塩量基準値（SD表記）による診断法を呈示した「原発性骨粗鬆症の診断基準」（1995年）[7]が日本骨代謝学会により作成された。この診断基準はその後，1996年度と2000年度に改訂版が発表され，直近の2012年度改訂版に至っている。この2012年度改訂版は，国際的な整合性を図るとともに，あらたな知見に基づき，日本骨代謝学会と日本骨粗鬆症学会がはじめて合同で作成した。

なお，2000年に米国国立衛生研究所（National Institutes of Health: NIH）で開催されたコンセンサス会議[8]にて，骨粗鬆症の定義が変更された。すなわち，従来の骨密度のみを基準とした考え方を改め，「骨強度の低下を特徴とし，骨折のリスクが増大しやすくなる骨格疾患」とした。骨強度は骨密度と骨質の2つの要因により規定されることから，骨質の役割があらたに注目

表1 日本で承認されたおもな骨粗鬆症治療薬

一般名	分類	効能	承認年
フェニルプロピオン酸ナンドロロン*	蛋白同化ホルモン薬	骨多孔症	1959
L-アスパラギン酸カルシウム	カルシウム薬	骨粗鬆症のカルシウム補給	1966
ブタカルシトニン*	カルシトニン薬	骨粗鬆症における疼痛、骨粗鬆症の骨量減少（1984）	1979
エストリオール	女性ホルモン薬	老人性骨粗鬆症	1981
エルカトニン	カルシトニン薬	骨粗鬆症における疼痛	1982
アルファカルシドール	活性型ビタミンD_3薬	骨粗鬆症	1983
リン酸水素カルシウム	カルシウム薬	骨粗鬆症のカルシウム補給	1986
イプリフラボン	イソフラボン系薬	骨粗鬆症における骨量減少の改善	1988
カルシトリオール	活性型ビタミンD_3薬	骨粗鬆症	1989
サケカルシトニン	カルシトニン薬	骨粗鬆症における疼痛	1990
メナテトレノン	ビタミンK_2薬	骨粗鬆症における骨量・疼痛の改善	1995
エチドロン酸	ビスホスホネート薬	骨粗鬆症	1996
アレンドロン酸	ビスホスホネート薬	骨粗鬆症	2001
エストラジオール	女性ホルモン薬	閉経後骨粗鬆症	2002
リセドロン酸	ビスホスホネート薬	骨粗鬆症	2002
ラロキシフェン	SERM	閉経後骨粗鬆症	2004
ミノドロン酸	ビスホスホネート薬	骨粗鬆症	2009
テリパラチド（遺伝子組換え）	副甲状腺ホルモン薬	骨折の危険性の高い骨粗鬆症	2010
バゼドキシフェン	SERM	閉経後骨粗鬆症	2010
エルデカルシトール	活性型ビタミンD_3薬	骨粗鬆症	2011
テリパラチド酢酸塩	副甲状腺ホルモン薬	骨折の危険性の高い骨粗鬆症	2011
デノスマブ	抗RANKL抗体薬	骨粗鬆症	2013
イバンドロン酸	ビスホスホネート薬	骨粗鬆症	2013
ゾレドロン酸	ビスホスホネート薬	骨粗鬆症	2016

＊：現在は販売中止

されるようになった。この骨質を規定する要因として，微細構造，骨代謝回転，微小骨折，石灰化の4因子が呈示されているが，その具体的な指標となるものは明記されていない。しかし，この定義が現在においても最新の定義であり，骨質の評価指標の探索は今後の課題である。

わが国における骨粗鬆症関連ガイドラインの進展は

1990年代に提唱されたEBMの概念にのっとり，わが国においては，厚生省長寿科学総合研究―骨粗鬆

表2 WHOの骨密度による診断カテゴリー

正常	骨密度値が若年成人の平均値の−1SD（標準偏差）以上。（Tスコア≧−1）
低骨量状態（骨減少）	骨密度値がTスコアで−1より小さく−2.5より大きい。（−1＞Tスコア＞−2.5）
骨粗鬆症	骨密度値がTスコアで−2.5以下。（Tスコア≦−2.5）
重症骨粗鬆症	骨密度値が骨粗鬆症レベルで，1個以上の脆弱性骨折を有する。

症研究班のワーキンググループが骨粗鬆症治療薬に関する情報を客観的な立場から評価・整理し，「骨粗鬆症の治療（薬物療法）に関するガイドライン」(1998年)[9]を作成した。その後，骨粗鬆症の概念および定義は大きく変化し，とくに2000年のNIHによる，骨密度だけではなく骨質を加えた骨強度という新しい概念の導入により，2002年[10]に改訂版が刊行された。

その後，診断基準とは別に薬物治療開始基準を設定しようというWHOを中心とした国際動向から，わが国では独自の薬物治療開始基準を設定し，薬物療法のみならず骨粗鬆症診療の全般に視野を広げたため「骨粗鬆症の予防と治療ガイドライン2006年版」[11]と名称変更を行った。この2006年版は，Minds掲載のガイドラインのなかでも閲覧数が他に比べて2〜3倍多く，社会的にも高い評価を受けるとともに，幅広く活用されてきた。

さらに，この領域の進展はとどまることを知らず，骨密度にのみ依存していては骨折低減が図れないことが明らかにされた。そこで，WHOのFRAX®(fracture risk assessment tool)をはじめとした骨折リスク評価を取り上げ，また原発性骨粗鬆症のみならず，生活習慣病関連骨粗鬆症などの続発性骨粗鬆症を取り上げる必要から，2011年版[12]が刊行された。2011年版では新薬として，わが国で開発されたミノドロン酸，エルデカルシトール，そして初めての骨形成促進薬としての遺伝子組換えテリパラチド，第2世代のSERMであるバゼドキシフェンなどの新たな薬物が取り上げられた。

2011年版以降も「原発性骨粗鬆症の診断基準（2012年度改訂版）」[13]，「椎体骨折評価基準（2012年度改訂版）」[14]，「骨粗鬆症診療における骨代謝マーカーの適正使用ガイドライン（2012年版）」[15]，「ステロイド性骨粗鬆症の管理と治療ガイドライン（2014年改訂版）」[16]など，本領域における多数の重要なガイドラインと基準の改訂が相次いだこともあり，最新の「骨粗鬆症の予防と治療ガイドライン2015年版」[17]が刊行された。新規薬物としては初の生物学的製剤ともいうべき抗RANKL抗体薬（デノスマブ）とともに，注射剤や点滴剤など新しい剤形も登場した。さらに2011年版では薬物選択に便宜を図るために薬物の「評価と推奨」という記載をしていたが，評価をより適切に伝えるために2015年版では「有効性の評価」に変更されている。

わが国における骨粗鬆症診療は，ガイドラインとともに変遷と進展を遂げてきた。当初の1998年版，2002年版は骨粗鬆症の薬物治療に限っての記載であったが，2006年版以降は薬物治療ばかりでなく，診断についても取り上げられ，そのなかで骨代謝マーカー測定の項も設けられた。また，予防を含めた診療全般にわたって取り扱われるようになった。さらに，ガイドライン2015年版では，日本骨粗鬆症学会が策定した骨粗鬆症の啓発・予防・診断・治療のための多職種連携システムである骨粗鬆症リエゾンサービス(Osteoporosis Liaison Service: OLS)が取り上げられている。

このようにわが国の骨粗鬆症診療は，「骨粗鬆症の治療（薬物療法）に関するガイドライン」に始まり，以後，各種変更された「骨粗鬆症の予防と治療ガイドライン」とともにあるといっても過言ではない。

（太田博明）

文献

1) Albright F, Bloomberg E, Smith PH: Postmenopausal osteoporosis. Trans Assoc Am Physicians 55:298-305,1940
2) Albright F, Smith PH, Richardson AH: Postmenopausal osteoporosis: Its clinical features. JAMA 116(22):2465-74,1941
3) Albright F, Reifenstein EC: The parathyroid glands and metabolic bone disease. Ulster Med J 19(1): 130-1,1950
4) Christiansen C, Christensen MS, Transbøl I: Bone mass in postmenopausal women after withdrawal of oestrogen/gestagen replacement therapy. Lancet 1(8218):459-61,1981
5) Consensus development conference: diagnosis, prophylaxis, and treatment of osteoporosis. Am J Med 94(6):646-50,1993
6) Assessment of fracture risk and its application to screening for postmenopausal osteoporosis. Report of a WHO Study Group. World Health Organ Tech Rep Ser 843:1-129,1994
7) 日本骨代謝学会骨粗鬆症診断基準検討委員会：原発性骨粗鬆症の診断基準．日骨代謝会誌 13:113-8,1995
8) NIH Consensus Development Panel on Osteoporosis Prevention, Diagnosis, and Therapy: Osteoporosis prevention, diagnosis, and therapy. JAMA 285(6):785-95,2001
9) 骨粗鬆症の治療（薬物療法）に関するガイドライン作成ワーキンググループ：骨粗鬆症の治療（薬物療法）に関するガイドライン．Osteoporosis Jpn 6(2):203-53,1998
10) 骨粗鬆症の治療（薬物療法）に関するガイドライン作成ワーキンググループ：骨粗鬆症の治療（薬物療法）に関するガイドライン 2002 年度改訂版．Osteoporosis Jpn 10(4):635-709,2002
11) 骨粗鬆症の予防と治療ガイドライン作成委員会（編）．骨粗鬆症の予防と治療ガイドライン 2006 年版．ライフサイエンス出版．2006
12) 骨粗鬆症の予防と治療ガイドライン作成委員会（編）．骨粗鬆症の予防と治療ガイドライン 2011 年版．ライフサイエンス出版．2011
13) 原発性骨粗鬆症診断基準改訂検討委員会：原発性骨粗鬆症の診断基準（2012 年度改訂版）．Osteoporosis Jpn 21(1):9-21,2013
14) 椎体骨折評価委員会：椎体骨折評価基準（2012 年度改訂版）．Osteoporosis Jpn 21(1):25-32,2013
15) 日本骨粗鬆症学会骨代謝マーカー検討委員会：骨粗鬆症診療における骨代謝マーカーの適正使用ガイドライン（2012 年版）．Osteoporosis Jpn 20(1):33-55,2012
16) Suzuki Y, Nawata H, Soen S, et al: Guidelines on the Management and Treatment of Glucocorticoid-induced Osteoporosis of the Japanese Society for Bone and Mineral Research: 2014 update. J Bone Miner Metab 32(4):337-50,2014
17) 骨粗鬆症の予防と治療ガイドライン作成委員会（編）．骨粗鬆症の予防と治療ガイドライン 2015 年版．ライフサイエンス出版．2015

2 ガイドラインからガイドへ移行の背景

2）骨代謝マーカーの測定意義

POINTS

- 骨代謝マーカーの測定により，アドヒアランス・治療継続率は向上し，骨折発生率は低くなる。
- 骨吸収抑制薬の使用により，骨代謝マーカーの低下が30％を超えると治療継続率が向上する。
- 服薬順守率（MPR）が80％以上になると，骨折抑制効果を認める。

KEYWORDS　アドヒアランス，治療継続率，骨折抑制効果，医療費節減効果

超高齢社会での測定意義は

　1950年当時，現在の主要先進国のなかで，わが国の高齢化率は5％と最も低く，各国の約1/2であったが，その後フランスの約5倍というスピードで高齢化し，2005年に高齢化率は世界一となり，2007年には21％を超えて世界で初めて超高齢社会を形成した。さらに2017年には高齢化率は27.7％となり，3,514万人の高齢者を抱えている。2025年には高齢化率30％を超えることが予測され，しかも後期高齢者数（18％）が前期高齢者数（12％）を上回り，3人に1人が65歳以上，5人に1人が75歳以上になると見込まれている。この社会構造が医療環境の変革をもたらすとともに，年金や医療などの社会保障の財政をいっそう圧迫することが危惧されている。

　このように高齢者の急増で医療・介護費が増大するため，これらの経費の軽減を図る必要性が切迫している。健診・予防・治療など従来型の疾病対策では有効性と安全性が第一義であったが，今後はそれらに加えて費用対効果の観点も重視されている。すでに平成28（2016）年度診療報酬改定では，医療経済評価が試験的に導入されている。

　わが国における大腿骨近位部骨折減少に伴う医療・介護費節減効果は，2017年に"Journal of Bone and Mineral Metabolism（JBMM）"に報告[1]されているが，その背景には薬物治療の介入による骨折減少の推定がある。この骨折抑制効果は薬物の継続的な使用と関連することが想定され，そのためには骨密度や骨代謝マーカーの反応性を確認することの有用性が示唆されている。

　そこで骨代謝マーカー測定の意義として，その活用によって服薬アドヒアランスや治療継続率が向上するか，さらにこれらの向上が骨折抑制効果の向上，ひいては医療費節減効果につながるか，との観点から概説する。

アドヒアランス・治療継続に影響するか

　看護師または骨代謝マーカー測定によるモニタリングが，アドヒアランス・治療継続率に与える影響を検討したClowesらの報告[2]では，骨代謝マーカー測定は看護師によるモニタリングに比べるとやや劣るが，通常ケアに比べると格段に優れていた。

　骨代謝マーカーを用いた医師による補強（reinforcement: RE）の有無別のアドヒアランス・治療継続率および骨折抑制効果に対する影響を検討したDelmasらの報告[3]では，アドヒアランスはRE＋群では全期間でRE－群を上回り，有意差が認められた（p＝

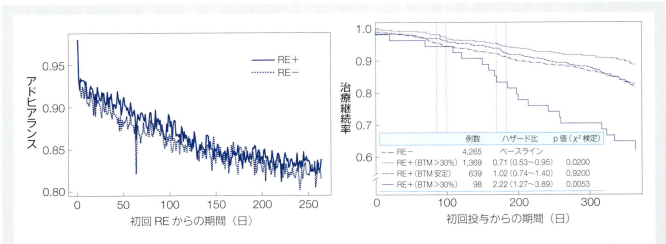

図1 骨代謝マーカーを用いたREの有無によるアドヒアランス・治療継続率の比較
Delma PD, et al. J Clin Endocrinol Metab 92(4):1296-304,2007
© 2007 The Endocrine Society. Reprinted with permission from Oxford University Press.

0.01，χ^2 検定）（**図1**左）。RE＋群を骨代謝マーカーの変化率で区分すると，骨代謝マーカーの低下が30％を超えて認められた群で治療継続率が有意に良好であった（p＝0.02，χ^2 検定）（**図1**右）。またRE＋群における椎体骨折発生率は低かった。このことからRE関与により，アドヒアランスや治療継続率の向上に結びつき，ひいては椎体骨折発生率の低下につながることが判明した。

Hadjらの報告[4]では，イバンドロン酸投与群はアレンドロン酸投与群に比べてアドヒアランス・治療継続率が高く，身体活動性が十分な患者の割合も多かった。すなわち，アドヒアランス・治療継続率の向上により，身体活動性は増加した。

服薬順守率と骨折抑制効果の関係は

服薬順守率（総投薬量に対する実服薬量の割合，medication possession ratio: MPR）と骨折抑制効果との関係について，Seemanらの総説[5]ではMPR≧80％で骨折抑制効果が認められたという。またWadeらの報告[6]では，ビスホスホネート薬投与におけるMPR＞60％で骨折抑制効果が認められ（**図2**左），50～80％の群で有意に骨折を抑制したという（p＝0.022，ロジスティック回帰分析）（**図2**右）。さらにSampalisらの報告[7]では，ビスホスホネート薬投与におけるMPR≧80％で年齢や既存骨折を調整しても有意な骨折抑制効果を認めている（p＜0.0001，ロジスティック回帰分析）。以上より，MPR≧80％で骨折抑制効果が認められることが示唆された。

薬物治療の継続状態と骨折率および死亡率との関係については，スウェーデンのアドヒアランスによる解析[8,9]によって，治療期間が長いほど骨折抑制効果が高まり，長期追跡してもその効果が高かったとされている。また，治療期間が短いほど死亡率は低いが，6ヵ月までの死亡を除外すると死亡率は変わらなかったという。しかし，Chenらの報告[10]ではビスホスホネート薬のアドヒアランスが悪いと，感染症リスクが増加する可能性から死亡リスクが著明に増加したという。一方で，Wangらの報告[11]ではビスホスホネート薬投与におけるアドヒアランスが高いと長期治療となり，非定型大腿骨骨折が増加するという結果であった。

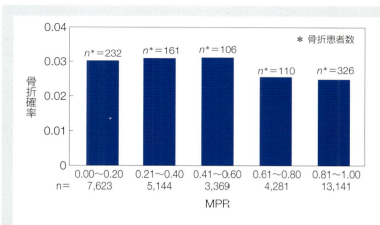

対象 ビスホスホネート薬が1回以上処方された患者33,558例
方法 2005年1月1日〜2008年4月30日の民間保険の保険請求データより対象患者を選択し，処方・服薬状況や骨折に関する情報を抽出した。
評価項目 骨折確率，MPR（服薬/処方）によるアドヒアランスなど
解析計画 24ヵ月以上のフォローアップが可能であった患者については，骨折リスクについてMPR別サブグループ解析を実施した。

図2 MPR別の骨折確率（サブグループ解析）
Wade SW, et al. Bone 50(4):870-5,2012
© 2012 Elsevier Science Inc. Reprinted with permission from Elsevier.

医療費節減効果はあるか

骨代謝マーカー測定に加えて，医師によるREがさらにあればアドヒアランスや治療継続率の向上に結びつき，それが骨折率の低下につながることが示された。

以上から結論として，骨代謝マーカーの活用による医療経済に対する間接的効果，すなわち医療費節減効果が示された。さらにビスホスホネート薬の場合には，アドヒアランスがよくなり，死亡リスクさえも低減されるという報告もある。しかし，ビスホスホネート薬の場合にはアドヒアランスが高くなり，長期投与による非定型大腿骨骨折の増加が認められるという弊害も生じるという。発生率は低いとはいえ，長期投与にはメリットばかりでなくデメリットもあることに注意が必要である。

（太田博明）

文献

1) Ohta H, Mouri M, Kuroda T, et al: Decreased rate of hip fracture and consequent reduction in estimated medical costs in Japan. J Bone Miner Metab 35(3):351-353,2017
2) Clowes JA, Peel NF, Eastell R: The impact of monitoring on adherence and persistence with antiresorptive treatment for postmenopausal osteoporosis: a randomized controlled trial. J Clin Endocrinol Metab 89(3):1117-23,2004
3) Delmas PD, Vrijens B, Eastell R, et al: Improving Measurements of Persistence on Actonel Treatment (IMPACT) Investigators. Effect of monitoring bone turnover markers on persistence with risedronate treatment of postmenopausal osteoporosis. J Clin Endocrinol Metab 92(4):1296-304,2007
4) Hadji P, Felsenberg D, Amling M, et al: The non-interventional BonViva Intravenous Versus Alendronate (VIVA) study: real-world adherence and persistence to medication, efficacy, and safety, in patients with postmenopausal osteoporosis. Osteoporos Int 25(1):339-47,2014
5) Seeman E, Compston J, Adachi J, et al: Non-compliance: the Achilles' heel of anti-fracture efficacy. Osteoporos Int 18(6):711-9,2007
6) Wade SW, Curtis JR, Yu J, et al: Medication adherence and fracture risk among patients on bisphosphonate therapy in a large

United States health plan. Bone 50(4):870-5,2012
7) Sampalis JS, Adachi JD, Rampakakis E, et al: Long-term impact of adherence to oral bisphosphonates on osteoporotic fracture incidence. J Bone Miner Res 27(1):202-10,2012
8) Landfeldt E, Ström O, Robbins S, et al: Adherence to treatment of primary osteoporosis and its association to fractures--the Swedish Adherence Register Analysis (SARA). Osteoporos Int 23(2):433-43,2012
9) Ström O, Landfeldt E, Garellick G: Residual effect after oral bisphosphonate treatment and healthy adherer effects--the Swedish Adherence Register Analysis (SARA). Osteoporos Int 26(1):315-25,2015
10) Chen YC, Lin WC: Poor 1st-year adherence to anti-osteoporotic therapy increases the risk of mortality in patients with magnetic resonance imaging-proven acute osteoporotic vertebral fractures. Patient Prefer Adherence 11:839-843,2017
11) Wang Z, Ward MM, Chan L, et al: Adherence to oral bisphosphonates and the risk of subtrochanteric and femoral shaft fractures among female medicare beneficiaries. Osteoporos Int 25(8):2109-16,2014

2 ガイドラインからガイドへ移行の背景

3）ガイドラインの考え方の変遷，ガイドへの移行

POINTS

- 1999年12月に骨代謝マーカーのDPDとuNTXが初めて骨粗鬆症を適応疾患として保険収載された。
- 骨代謝マーカーの指針検討委員会が発足し，「骨粗鬆症診療における骨代謝マーカーの適正使用ガイドライン（2001年度版）」が編纂された。
- ガイドライン（2001年度版）では，日本人での基準値，転移性骨腫瘍や骨・カルシウム代謝異常を検索すべき骨代謝マーカーの測定値，骨代謝マーカーのMSCが初めて提示された。
- ガイドライン（2004年度版）では，骨代謝マーカーは骨密度とは独立した骨強度を表現する因子として意義づけられた。
- 本ガイド（2018年版）では，best practice guideの形式で，より良い骨粗鬆症診療を目指すツールとしての骨代謝マーカーの位置づけを目指すこととした。

KEYWORDS 骨代謝マーカーの適正使用，骨代謝状態の把握，治療選択と治療効果の判定，日本人での基準値，MSC

なぜガイドへ移行するのか

「骨粗鬆症診療における骨代謝マーカーの適正使用ガイドライン」（以下，ガイドライン）の策定過程を振り返ると，骨粗鬆症の概念・定義の変遷，診断基準の改訂，新たな骨粗鬆症治療薬や新規の骨代謝マーカーの出現など，時代とともに情報更新を促す多くの要因があり，ガイドラインはそれらに即応してきた。

1980年代には，「骨粗鬆症」という疾患概念はまだ明確ではなく，軽微な外力による脆弱性骨折，あるいはX線写真上の定性的骨減少所見を診断の根拠としていた[1]。1991年のコペンハーゲンでのコンセンサス会議において，骨粗鬆症は骨量の低下と骨微細構造の劣化を特徴とし，骨強度が低下して骨折リスクが増加した状態とされた。1994年以後は，世界保健機関（WHO）の定義「骨粗鬆症は，低骨量と骨組織の微細構造の異常を特徴とし，骨の脆弱性が増大し，骨折の危険性が増大する疾患」[2]が紹介され，骨密度値と骨折の有無に基づいた診断カテゴリーとして，正常域（若年成人の平均値の−1SD（標準偏差）以上），骨減少域（−1SD未満，−2.5SD超），骨粗鬆症域（−2.5SD以下），重症骨粗鬆症域（骨粗鬆症域で，脆弱性既存骨折あり）が示された（**第1章2-1**）：表2）。

わが国においては，1995年に骨密度測定値を取り入れた「原発性骨粗鬆症の診断基準」[3]が作成され，さらに2000年には脆弱性骨折の有無により，既存骨折のある場合には骨密度が若年成人平均値の80％未満，既存骨折のない場合には70％未満を骨粗鬆症とする診断基準[4]が設定された（注：その後，2012年度に改訂[5]）。

ちょうどこの時期，1999年12月に骨代謝マーカーは初めて骨粗鬆症を適応疾患として保険収載されることになった。この折のマーカーは，DPDとuNTXである。保険診療での制約として「臨床的に骨粗鬆症と診断された患者の骨代謝状態把握，それによる治療選択，および治療効果の判定」と限定された。これは原則的には現在においても同じ制約を受けている。しか

第1章 総論

し，それにしても骨代謝マーカーが保険収載されたことは画期的なことであり，実臨床への応用範囲が大いに期待されることとなった。

当時，骨代謝マーカーは大学病院や研究機関などでおもに研究目的に用いられてきており，骨粗鬆症診療における骨代謝マーカーの具体的な使用についての原則的な考え方は，十分なコンセンサスが得られていなかった。どのような場合に測定し，測定値をどのように解釈すべきかなどについての科学的根拠も十分に検討はされていなかった。このような状況下で，保険適用となった骨代謝マーカーについて，どのような患者において測定し，骨密度測定と骨代謝マーカーの評価をいかに組み合わせ，骨粗鬆症診療に用いるべきかについての指針の提案が求められることとなった。さらに，どの治療薬が骨代謝マーカーを用いた効果判定に有効か，測定のタイミングやどの程度の変化が有意な変化かなど具体的な事項についても，骨粗鬆症診療に必須のこととなった。

こうした情勢のなか，日本骨粗鬆症学会(以下，学会)において骨代謝マーカーの指針検討委員会が発足し，委員会が自ら臨床研究を行うことにより，必要なデータを積み重ねて，ガイドライン(2001年度版)[6,7]が作成された。このガイドラインは，臨床の現場からの要請に可能な限り対応し，実際にこのガイドラインに沿って骨代謝マーカーを保険適用の範囲で適正に用いることにより，骨粗鬆症の診療を容易かつ効果的なものにすることを第一の目的とした。そして，この時点で保険適用とされていたDPD，uNTX，BAPについて，日本人での基準値，転移性骨腫瘍や骨・カルシウム代謝異常を検索すべき骨代謝マーカーの測定値，骨代謝マーカーの minimum significant change (MSC) を初めて提示した。

ガイドラインの2001年度版は，骨代謝マーカーが1999年12月に保険収載されたことを受け，できるだけ迅速に学会として対応することが必要であったために作成された。翌年には，ガイドライン充実のためにさらに諸家の意見を取り入れ，新たなデータを加えた2002年度版[8]を発表している。2001年度版および2002年度版では，骨代謝マーカーと骨密度の推移の関連が強く意識され，そのことが具体的な骨代謝マーカーの使用に反映されていた。しかし，骨吸収マーカーと骨形成マーカーという用語から想定されるのは，両者が骨吸収と骨形成という異なった局面をおのおのに反映し，この2種類のマーカーの比率の推移により骨密度の推移が規定されるという考え方である。このことは確かに若年者では証明できても，高齢者や骨粗鬆症患者では十分な証明はできなかった。

ここに至って，骨粗鬆症患者における骨代謝マーカーの臨床的意義そのものの再評価が必要となった。骨粗鬆症診療における骨密度測定と骨代謝マーカー測定は，おのおの骨強度に関して異なった2つの側面を観察する手段であるということである。すでに米国国立衛生研究所(NIH)のコンセンサス会議での声明に示されていたように，これら2つの要因はそれぞれが独立した骨強度関連指標であり，少なくとも骨粗鬆症において互いに密接に関連し合う必然性はないと考えられるようになった。薬物治療により，骨密度と骨代謝回転の変化が解離する現象は，骨粗鬆症の臨床像を特徴づけるものと捉えられる。NIHの声明では，骨強度は骨密度と骨質が統合されたものとされ，骨質は，骨の微細構造，骨代謝回転速度，微小ダメージの蓄積，石灰化の程度，コラーゲンなどの骨基質の特性などにより規定される[9,10]としている。

このような背景のもと，ガイドラインの2004年度版が作成された[11,12]。その作成の基本方針として，骨代謝マーカーの意義，保険適用での適正使用，採用した数値のエビデンスを可能な限り集積した。また，この時点での骨代謝マーカーとして，sNTX，uCTXが新たに追加され，おのおのの基準値，転移性骨腫瘍や骨・カルシウム代謝異常を検索すべき骨代謝マーカーの測定値，治療薬選択時における使用法，薬物治療の効果判定基準(MSC)などが明記された。

その後も，骨粗鬆症診療は急速な進歩を遂げている。新規の骨代謝マーカーとして，ucOC，TRACP-5b，P1NPが実臨床で用いられるようになり，また，骨粗鬆症治療薬もビスホスホネート薬をはじめ，SERM，ビタミンK_2薬，活性型ビタミンD_3薬，骨形成促進薬など多彩化した。また，骨代謝マーカーの治療効果の評価についてのエビデンスも集積され，より臨床現場に即した改訂が求められたため，ガイドラインの2012年版が策定された[13,14](**巻末資料：図A**)。

2011年に「生活習慣病骨折リスクに関する診療ガ

イド」,「骨粗鬆症の予防と治療ガイドライン2011年版」が発行されると,続いて「原発性骨粗鬆症の診断基準(2012年度改訂版)」,「椎体骨折評価基準(2012年度改訂版)」,「ステロイド性骨粗鬆症の管理と治療ガイドライン:2014年改訂版」などが発表され,骨粗鬆症の診療に重要な変革が起こってきた。とくに治療薬の革新は目覚ましく,テリパラチド(副甲状腺ホルモン薬),イバンドロン酸(ビスホスホネート薬),デノスマブ(抗RANKL抗体薬)が登場し,さらにはビスホスホネート薬のゼリー剤や注射剤,点滴製剤など新たな剤形も登場し,それらにまつわる情報とエビデンスが集積された。そして,これらを総括するように「骨粗鬆症の予防と治療ガイドライン2015年版」[15]が作成された。このように骨粗鬆症診療は新たな時代に突入し,より最適な治療法,そしてその管理が求められてきている。

2012年版ガイドライン以後,種々の新薬や新剤形の実地診療への導入が進み,その効果の顕著さに応じて骨粗鬆症診療が進化しており,さらに,薬物の併用療法の評価もなされてきている。現時点で骨代謝マーカーの意義づけをどのようになしえるのか,また,従来,原発性骨粗鬆症に限ってガイドラインが作成されてきたが,二次性骨粗鬆症も臨床では加療対象となっている現状を踏まえれば,これについての記載も避けては通ることができない。また,2012年版では枠外で紹介している骨マトリックス(基質)関連マーカーをどのように位置づけるかなど多くのことが,現時点では十分なコンセンサスが得られるほどのエビデンス構築はなされていないものの,実際の骨粗鬆症診療では対応せざるをえない。

こうした時代の要請に応えるにあたり,これらをガイドラインとして内包しうるかどうかの検討がなされた。結論的には,現状ではガイドラインの形式では困難であると考え,best practice guideの形式で,より良い骨粗鬆症診療を目指すツールとしての骨代謝マーカーの位置づけを目指すべきであるという考え方により,今回の「骨粗鬆症診療における骨代謝マーカーの適正使用ガイド2018年版」は作成された。

(西澤良記)

文献

1) Osteoporosis Prevention, Diagnosis, and Therapy. NIH Consensus Statement 17(1):1-36,2000
2) Assessment of fracture risk and its application to screening for postmenopausal osteoporosis. Report of a WHO study group. WHO technical report series:843,1994
3) 日本骨代謝学会骨粗鬆症診断基準検討委員会:原発性骨粗鬆症の診断基準(1996年度改訂版). 日骨代謝誌14:219-33,1997
4) 日本骨代謝学会骨粗鬆症診断基準検討委員会:原発性骨粗鬆症の診断基準(2000年度改訂版). 日骨代謝誌18(3):76-82,2001
5) 日本骨代謝学会,日本骨粗鬆症学会合同原発性骨粗鬆症診断基準改訂検討委員会:原発性骨粗鬆症の診断基準(2012年度改訂版). Osteoporosis Jpn 21(1):9-21,2013
6) 日本骨粗鬆症学会骨粗鬆症診療における骨代謝マーカーの適正使用に関する指針検討委員会:骨粗鬆症診療における骨代謝マーカーの適正使用ガイドライン(2001年度版). Osteoporosis Jpn 9(2):255-71,2001
7) Nishizawa Y, Nakamura T, Ohata H, et al: Guidelines on the use of biochemical markers of bone turnover in osteoporosis (2001). J Bone Miner Metab 19(6):338-44,2001
8) 日本骨粗鬆症学会骨粗鬆症診療における骨代謝マーカーの適正使用に関する指針検討委員会:骨粗鬆症診療における骨代謝マーカーの適正使用ガイドライン(2002年度版). Osteoporosis Jpn 10(2):251-61,2002
9) Weinstein RS: True strength. J Bone Miner Res 15(4):621-5,2000
10) Chesnut CH 3rd, Rosen CJ; Bone Quality Discussion Group: Reconsidering the effects of antiresorptive therapies in reducing osteoporotic fracture. J Bone Miner Res 16(12):2163-72,2001
11) 日本骨代謝学会骨粗鬆症診療における骨代謝マーカーの適正使用に関する指針検討委員会:骨粗鬆症診療における骨代謝マーカーの適正使用ガイドライン(2004年度版). Osteoporosis Jpn 12(2):191-207,2004
12) Nishizawa Y, Nakamura T, Ohta H, et al: Guidelines for the use of biochemical markers of bone turnover in osteoporosis (2004). J Bone Miner Metab 23:97-104,2005
13) 日本骨粗鬆症学会骨代謝マーカー検討委員会:骨粗鬆症診療における骨代謝マーカーの適正使用ガイドライン(2012年版). Osteoporosis Jpn 20(1):33-55,2012
14) Nishizawa Y, Ohta H, Miura M, et al: Guidelines for the use of bone metabolic markers in the diagnosis and treatment of osteoporosis (2012 edition). J Bone Miner Metab 31(1):1-15,2013
15) 骨粗鬆症の予防と治療ガイドライン作成委員会(編). 骨粗鬆症の予防と治療ガイドライン2015年版. ライフサイエンス出版. 2015

3 国際標準化およびハーモナイゼーションの動向

POINTS

- 2010年，IFCCとIOFによる骨代謝マーカーに関する合同ワーキンググループ（IFCC-IOF WG-BMA）が設けられた。
- 方針書に骨代謝のリファレンスマーカーとして血清のtotal P1NPとsCTXが記載された。
- リファレンスマーカーの推奨により，共通した骨代謝マーカーを介して，異なる骨粗鬆症治療薬の薬効比較や，同じ治療薬について実施された複数の研究の成果を統合したメタ解析が可能となる。
- 国内で開発された骨代謝マーカーについてもさらなるエビデンスの蓄積を行い，IFCC-IOF WG-BMAに対してリファレンスマーカーとするように積極的に提案と働きかけを行っていくことが必要である。

KEYWORDS 骨代謝マーカー，国際標準化，ハーモナイゼーション，骨折リスク，メタ解析，リファレンスマーカー

標準化やハーモナイゼーションがなぜ必要か

全自動免疫測定装置の開発とともに骨代謝マーカーの国際標準化の取り組みとして，標準物質を用いた基準法が開発される可能性が低い検査であるため，ハーモナイゼーション（調和化）を改善する方法が注目されるようになった。2010年に国際臨床化学連合（International Federation of Clinical Chemistry and Laboratory Medicine：IFCC）および国際骨粗鬆症財団（International Osteoporosis Foundation：IOF）による，骨代謝マーカーに関する合同ワーキンググループ（IFCC-IOF Working Group for Standardisation of Bone Markers Assays：IFCC-IOF WG-BMA）が設けられた。IFCC-IOF WG-BMAの作業内容として，2000～2010年にかけてPubMedデータベースに登録されたレビューなどを介して前向き臨床試験のエビデンスを収集することにより，骨折リスク予測や骨粗鬆症治療の経過観察における骨代謝マーカーの潜在的な臨床的有用性を判断するとともに，そのなかからなんらかの課題を見いだす試みが行われた。

その結果，骨代謝マーカーには閉経後女性において骨密度とは独立して骨折リスクを評価できる可能性があり，実際に日常診療で骨折リスク評価を目的として利用されるようになりつつあるが，実臨床に用いる根拠としてさらに強力なエビデンスを確立する必要があると判断された。

骨代謝マーカーは，それぞれ独立した特徴を有している。しかし，骨粗鬆症治療薬の薬効評価を目的として実施されている臨床試験においても，日常診療と同様にさまざまな骨代謝マーカーが測定されているが，異なる臨床研究で互いに共通した骨代謝マーカーが正確にかつ高精度で測定されなければ，骨代謝マーカーを介して，異なる骨粗鬆症治療薬の薬効比較や，同じ治療薬について実施された複数の臨床試験の成果を統合したメタ解析が困難となる。このためIFCC-IOF WG-BMAは，比較や統合が可能な共通の「原器＝ものさし」を骨代謝マーカーについて設定し，臨床研究機関などへの橋渡しの役割を行う必要があるとの結論に至った。

IFCC-IOF WG-BMAの方針書と推奨事項は

2011年に公表されたIFCC-IOF WG-BMAの方針書[1]には，骨代謝のリファレンスマーカーに求められる特徴として，次の6項目があげられた。
① 特徴がよくわかっており，定義が明確であること。
② 骨特異的であり，望ましくは骨折リスク評価や骨粗鬆症治療時の経過観察に有用であること。
③ 測定試薬が広く各国で利用可能であり，望ましくは知的財産権が1社での独占ではないこと。
④ 生物学的・分析学的ばらつき，検体の取り扱いや安定性が検査室での運用に適していること。
⑤ 広く検査室で利用可能な測定法であり，望ましくは自動化されていること。
⑥ 検体は尿と血液のどちらでも構わないが，理想は血液である。

その結果，IFCC-IOF WG-BMAは，リファレンスマーカーとして2011年に骨形成マーカーのtotal P1NPおよび骨吸収マーカーのsCTX測定を推奨した[1-5]。これら2つの骨代謝マーカーによって国際的なハーモナイゼーションが可能となり，異なる地域および医療・検査施設であっても最適な臨床的解釈が可能となった[6,7]。その理由として血清のtotal P1NPとCTXが全自動免疫測定装置によって同時測定が可能となったため，測定間での測定値のばらつきなどのバイアスが小さくなったことがあると思われる。

ただし，IFCC-IOF WG-BMAによるリファレンスマーカーの方針書は，あくまでもエビデンスの蓄積を目的にしており，total P1NPおよびsCTX以外の骨代謝マーカーを排除することが目的ではないことも理解しておく必要がある。ほかの骨代謝マーカーについても，比較や統合のために「原器＝ものさし」として必ずなんらかのマーカーを設定し，臨床試験の橋渡しの役割を担わせることが求められており，IFCC-IOF WG-BMAもこの点を強く推奨している。

しかし，方針書が公表された2011年以降，あらたな骨粗鬆症治療薬の国際共同治験においては，方針書に従いtotal P1NPとsCTXが必須項目のように測定されていることも事実であり，国内で開発と治験を経て実臨床で汎用されている骨代謝マーカーについてもさらなるエビデンスの蓄積を行い，IFCC-IOF WG-BMAに対してリファレンスマーカーとして記載するように積極的に提案と働きかけを行っていくことが求められている。

（三浦雅一）

文献

1) Vasikaran S, Eastell R, Bruyère O, et al; IOF-IFCC Bone Marker Standards Working Group: Markers of bone turnover for the prediction of fracture risk and monitoring of osteoporosis treatment: a need for international reference standards. Osteoporos Int 22(2):391-420,2011
2) Vasikaran SD, Cooper C, Kanis JA: Recommendations for bone marker standards in osteoporosis: what, why and where to now? Ann Clin Biochem 48 (Pt 2):91-2,2011
3) Johansson H, Odén A, Kanis JA, et al; IFCC-IOF Joint Working Group on Standardisation of Biochemical Markers of Bone Turnover: A meta-analysis of reference markers of bone turnover for prediction of fracture. Calcif Tissue Int 94(5):560-7,2014
4) Morris HA, Eastell R, Jorgensen NR, et al; IFCC-IOF Working Group for Standardisation of Bone Marker Assays (WG-BMA): Clinical usefulness of bone turnover marker concentrations in osteoporosis. Clin Chim Acta 467:34-41,2017
5) Szulc P, Naylor K, Hoyle NR, et al; National Bone Health Alliance Bone Turnover Marker Project: Use of CTX-I and PINP as bone turnover markers: National Bone Health Alliance recommendations to standardize sample handling and patient preparation to reduce pre-analytical variability. Osteoporos Int 28(9):2541-56,2017
6) Bauer D, Krege J, Lane N, et al; National Bone Health Alliance Bone Turnover Marker Project: Current practices and the need for US harmonization, standardization, and common reference ranges. Osteoporos Int 23(10):2425-33,2012
7) Diez-Perez A, Naylor KE, Abrahamsen B, et al; Adherence Working Group of the International Osteoporosis Foundation and the European Calcified Tissue Society: International Osteoporosis Foundation and European Calcified Tissue Society Working Group. Recommendations for the screening of adherence to oral bisphosphonates. Osteoporos Int 28(3):767-74,2017

第2章
骨代謝マーカーの測定法

1 骨代謝マーカーの種類と測定法
2 骨形成マーカー
3 骨吸収マーカー
4 骨マトリックス（基質）関連マーカー
5 検体の採取と取り扱い
6 基準値
7 骨代謝マーカーの保険点数と保険適用条件
8 測定結果の表示

1 骨代謝マーカーの種類と測定法

POINTS

- 骨代謝マーカーには，骨形成マーカー，骨吸収マーカー，骨マトリックス（基質）関連マーカーがある。
- 骨代謝マーカーの測定法は，抗原と抗体の免疫反応による免疫測定法が中心である。
- 全自動免疫測定装置の開発も目覚ましく，検査室への導入が進んでいる。

KEYWORDS 骨代謝マーカー，骨形成マーカー，骨吸収マーカー，骨マトリックス（基質）関連マーカー，免疫測定法，全自動免疫測定システム

骨代謝マーカーの種類は

表1に示すように種々の骨代謝マーカー[1,2]が臨床検査項目として用いられているが，日本骨粗鬆症学会骨代謝マーカー検討委員会では「骨粗鬆症診療における骨代謝マーカーの適正使用ガイドライン（2012年版）」（以下、ガイドライン）で骨形成マーカー，骨吸収マーカー，および骨マトリックス（基質）関連マーカーの3つに大きく分類した[3]。

骨粗鬆症診療時に適正使用されている，あるいはこれから適正使用される可能性がある骨代謝マーカーとしては下記がある。

1. 骨形成マーカー

骨形成マーカーは骨芽細胞の分化の各段階において骨芽細胞から直接または間接的に産生される物質であり，骨芽細胞機能および骨形成過程のさまざまな局面を表す。その一つに，骨芽細胞から分泌される骨特異的非コラーゲンタンパク質のOCがある。OCはビタミンK依存性カルボキシラーゼの作用によりγ-カルボキシル化される。

BAPは，類骨形成および石灰化作用において重要な役割を果たす酵素である。

P1NPとP1CPは，骨芽細胞で合成・分泌されたI型コラーゲンがペプチダーゼの作用により切断・放出された代謝産物である。P1NPは分子量35kDの細長い形状をしたタンパク質で，血中には単量体や三量体などとして存在している。測定法の違いにより，三量体はIntact P1NP，三量体と単量体を併せてtotal P1NPとしてそれぞれ測定されている。

2. 骨吸収マーカー

コラーゲンのヒドロキシピリジニウム架橋であるPYDまたはDPDは，線維原性コラーゲンの細胞外成熟中に形成され，成熟コラーゲンの分解の際に放出される。また，架橋部位を含むコラーゲンテロペプチドのNTXや，CTX，あるいはマトリックスメタロプロテアーゼ（MMP）より生じる比較的大きなペプチドである1CTPなどがある。

破骨細胞内酵素である酒石酸抵抗性酸ホスファターゼのアイソザイム，破骨細胞機能を反映するTRACP-5bも骨吸収マーカーである。

3. 骨マトリックス（基質）関連マーカー

OCは，分子中に3つのグルタミン酸（Glu）残基（17位，21位，24位）があり，この部分がビタミンK依存性カルボキシラーゼの作用（γ-カルボキシル化）によりγ-カルボキシグルタミン酸（Gla）となる。骨中

表1 骨代謝マーカーの種類，略語，検体，測定法（2018年4月現在）

マーカー	略語	検体	測定法	備考
骨形成マーカー				
オステオカルシン※1	OC	血清	ECLIA*，FEIA*	
骨型アルカリホスファターゼ※2	BAP	血清	CLEIA，EIA	
I型プロコラーゲン-C-プロペプチド※3	P1CP	血清	RIA*	
インタクトI型プロコラーゲン-N-プロペプチド	Intact P1NP	血清	RIA	三量体のみを測定
トータルI型プロコラーゲン-N-プロペプチド	total P1NP	血清	ECLIA	三量体と単量体の両方測定
骨吸収マーカー				
ピリジノリン	PYD	尿	HPLC*	
デオキシピリジノリン	DPD	尿	EIA, CLEIA, HPLC*	
I型コラーゲン架橋N-テロペプチド	sNTX	血清	EIA	
	uNTX	尿	EIA, CLEIA	CLEIAは国内未承認
I型コラーゲン架橋C-テロペプチド※4	sCTX	血清	EIA, ECLIA	
	uCTX	尿	EIA	
I型コラーゲン-C-テロペプチド	1CTP	血清	RIA*	
酒石酸抵抗性酸ホスファターゼ-5b	TRACP-5b	血清	EIA, CLEIA, POCT	POCTは開発中
骨マトリックス（基質）関連マーカー				
低カルボキシル化オステオカルシン	ucOC	血清	ECLIA	
ペントシジン※5	―	血漿	EIA*	
		尿	HPLC*，EIA*	
ホモシステイン	―	血漿	HPLC*	

＊：骨粗鬆症診療で保険適用なし
ECLIA：electrochemiluminescence immunoassay（電気化学発光免疫測定法），FEIA：fluorescence enzyme immunoassay（蛍光酵素免疫測定法），EIA：enzyme-linked immunosorbent assay（酵素免疫測定法），RIA：radioimmunoassay（ラジオイムノアッセイ），HPLC：high performance liquid chromatography（高速液体クロマトグラフ法），CLEIA：chemiluminescent enzyme immunoassay（化学発光酵素免疫測定法，POCT：point of care testing（臨床現場即時検査）

※1 過去に普及していたIRMA（immunoraciometric assay：免疫放射定量法）と現在普及・汎用されているECLIAやFEIAとでは，フラグメント分子に対する反応性の差から見かけ上の測定値に約3倍の差があるので，過去のデータと比較する場合など測定値には留意する必要がある。
※2 過去にはEIA（酵素活性）が普及していたが，現在はCLEIA（タンパク量）が普及し汎用されている。
※3 現在は試薬製造中止により国内では測定不能となっている。
※4 CTXにはαおよびβ異性体が存在するが，血清および尿ともCTXといえば一般にβ異性体のCTX（βCTX）をいう。
※5 尿中ペントシジン測定においては，血漿ペントシジン測定のように検体前処理（酵素剤・加温55℃処理）のない新たなEIAが開発されたが，研究用試薬として現段階では一部の臨床研究を目的とした使用に限られている。

のビタミンKが不足すると，このγ-カルボキシル化が十分に起こらず，その分子中のGluはGlaに変換しない。Gla残基のない，あるいは脱炭素したOC（Glu-OC）をもつOCを低カルボキシル化オステオカルシン（ucOC）と呼ぶ。

終末糖化産物（advanced glycation end-products：AGEs）の一つとして知られているペントシジンは，コラーゲン架橋異常（とくに骨質異常）を反映するバイオマーカーとして期待されている[4-6]。葉酸，ビタミンB12およびビタミンB6代謝に関与するホモシステインもコラーゲン架橋異常に関与するバイオマーカーである[7]。

また，ガイドライン（2012年版）では，ペントシジンとホモシステインについて，骨量減少や骨折の危険因子となるエビデンスがさらに集積されれば，骨質を評価できる骨代謝マーカーになるとの期待もされた。しかし，生体内を循環する（または，生体内より排出された）ペントシジンやホモシステインについては骨折リスクを反映するバイオマーカーということは難しく[8-12]，ペントシジンなどのAGEsやホモシステインは，骨強度（コラーゲン異常）に影響を与える因子としての可能性があるかもしれない。尿中ペントシジン

については検体前処理のない免疫測定法が確立されたので，今後さらなる前向き臨床研究の成果とエビデンスが待たれる。

測定法の種類は

複雑なマトリックスである生体試料中の微量の特性成分（骨代謝マーカー）を精確かつ再現性よく測定する分析法は，骨代謝性疾患において骨代謝回転の評価，治療効果の判定を可能にするだけでなく，治療法の開発に有用な情報を提供する。骨代謝マーカー測定における微量分析法の開発は目覚ましく，とくに免疫反応を利用した分析法が，種々の骨代謝マーカー測定の中心となっている。骨代謝マーカーで利用されている免疫測定法には，ラジオイムノアッセイ（RIA），酵素免疫測定法（EIA），蛍光酵素免疫測定法（FEIA），化学発光酵素免疫測定法（CLEIA），電気化学発光免疫測定法（ECLIA）がある[13]（**表1**）。

なお，酵素免疫測定法（EIA）については，酵素結合免疫吸着測定法（ELISA）と表記されることもあるが，検査方法の略語としてEIAが用いられることが多いのでEIAに統一する。

一方，全自動免疫測定装置については，測定法で用いられている抗体や標準物質の違い，あるいは標識物質の違いによりメーカー間や施設間差などが問題になっている。国内においては，用手法による測定方法も含めて骨代謝マーカーについては，同一項目について複数のメーカーが製造・販売を行っていないこと，保険適用となっているため基準値が統一されていること，さらには本委員会指導でメーカー独自の精度管理サーベイランスにより測定値間の格差は是正されている[14]。しかし，国外では複数のメーカーが同一項目の製造・販売を行っているため，測定機器や施設間差，さらには国別の差が大きく，現在，IFCC-IOF WG-BMAが中心となってハーモナイゼーションの取り組みが行われている。

1. ラジオイムノアッセイ（RIA）

抗体に対して，放射性同位元素（radioisotope：RI）で標識した抗原と検体中の非標識抗原を競合的に反応させ，抗体と結合した標識抗原（結合型：bound）と抗体と結合していない標識抗原（遊離型：free）を分離し，その割合から非標識抗原の濃度を算出する方法である。結合型と遊離型の分離方法（B/F分離）として，抗体を固相化しておく固相法，抗原抗体複合体に第2抗体を結合させて沈殿させる2抗体法などがある。P1CP，Intact P1NP，1CTPの測定キットは本法を用いている。

2. 酵素免疫測定法（EIA）

測定原理はRIAと同様で，酵素で標識した抗原または抗体を用いて抗原抗体反応を行わせ，発色基質を加えて酵素活性を測定する方法。DPD，sNTX，uNTXおよびuCTXなどの測定キットは本法を用いている。

3. 蛍光酵素免疫測定法（FEIA）

EIAの一つで，酵素で標識した抗原または抗体を用いて抗原抗体反応を行わせ，蛍光基質を加えて蛍光強度を測定する方法。OCの測定キットは本法を用いている。

4. 化学発光酵素免疫測定法（CLEIA）

固相化した抗体に対して抗原を反応させた後，酵素標識した抗体を抗原に二次反応させ，化学発光基質を加えて発光強度を測定する方法。BAP，DPD，uNTX（国内未承認），TRACP-5bに本法が応用され，全自動化学発光免疫測定装置により短時間で行える，簡便かつ高精度な骨代謝マーカー測定として利用されるようになった。

5. 電気化学発光免疫測定法（ECLIA）

抗体を結合したビーズを用いて抗原と反応させた後，ルテニウムピリジン錯体で標識した抗体を抗原に二次反応させ，電気化学反応によりルテニウムピリジン錯体の発光強度を測定する方法。OC，total P1NP，sCTXおよびucOCは本法を用いることにより，全自

動電気化学発光免疫装置での全自動システムとして開発が進められ，短時間に精度よく測定されるようになった。

なお，25-ヒドロキシビタミンD（25(OH)D）については現在，CLEIA，ECLIA，および化学発光免疫測定法（chemiluminescent immunoassay: CLIA）を用いた全自動免疫測定装置による全自動免疫測定システムが中心となっており，どのシステムにおいても短時間で高精度に測定できるようになった[15]。また，日本臨床化学会栄養専門委員会によって国内で利用可能な6つの全自動免疫測定システムの測定値の標準化作業が行われたが，標準化は不十分であると報告されている[16]。報告では国内の製造（または販売）メーカーは，その測定値が米国国立標準技術研究所（National Institute of Standards and Technology: NIST）が提供するStandard Reference Material 972a（SRM 972a）の値に一層近似するように，品質保証戦略を実施すべきであると結論付けており，日本骨粗鬆症学会としても対応を考慮したい。

（三浦雅一）

文献

1) Eastell R, Pigott T, Gossiel F, et al: DIAGNOSIS OF ENDOCRINE DISEASE: Bone turnover markers: are they clinically useful? Eur J Endocrinol 178(1):R19-R31,2018
2) Eastell R, Szulc P: Use of bone turnover markers in postmenopausal osteoporosis. Lancet Diabetes Endocrinol 5(11):908-23,2017
3) Nishizawa Y, Ohta H, Miura M, et al: Guidelines for the use of bone metabolic markers in the diagnosis and treatment of osteoporosis (2012 edition). J Bone Miner Metab 31(1):1-15,2013
4) Saito M, Marumo K: Effects of collagen crosslinking on bone material properties in health and disease. Calcif Tissue Int 97(3):242-61,2015
5) Vaculík J, Braun M, Dungl P, et al: Serum and bone pentosidine in patients with low impact hip fractures and in patients with advanced osteoarthritis. BMC Musculoskelet Disord 17:308, 2016
6) Choi YJ, Ock SY, Jin Y, et al: Urinary Pentosidine levels negatively associates with trabecular bone scores in patients with type 2 diabetes mellitus. Osteoporos Int 29(4):907-15,2018
7) Saito M, Marumo K, Soshi S, et al: Raloxifene ameliorates detrimental enzymatic and nonenzymatic collagen cross-links and bone strength in rabbits with hyperhomocysteinemia. Osteoporos Int 21(4):655-66,2010
8) Gineyts E, Munoz F, Bertholon C, et al: Urinary levels of pentosidine and the risk of fracture in postmenopausal women: the OFELY study. Osteoporos Int 21(2):243-50,2010
9) Garnero P: The contribution of collagen crosslinks to bone strength. Bonekey Rep 1:182,2012
10) Neumann T, Lodes S, Kästner B, et al: High serum pentosidine but not esRAGE is associated with prevalent fractures in type 1 diabetes independent of bone mineral density and glycaemic control. Osteoporos Int 25(5):1527-33,2014
11) Hashidate H, Kamimura M, Ikegami S, et al: Serum pentosidine levels after 3 years of bisphosphonate treatment in post-menopausal osteoporotic women. Endocr Res 40(3):172-6,2015
12) Stone KL, Lui LY, Christen WG, et al: Effect of Combination Folic Acid, Vitamin B6, and Vitamin B12 Supplementation on Fracture Risk in Women: A Randomized, Controlled Trial. J Bone Miner Res 32(12):2331-38,2017
13) 三浦雅一：骨代謝マーカーの測定法．西沢良記，三浦雅一，稲葉雅章（編）．骨代謝マーカー（改訂版）－これだけは知っておきたい骨代謝マーカーの基礎と適正使用法．医薬ジャーナル社．80-8,2010
14) 三浦雅一：骨代謝マーカー：ガイドライン改訂に向けて2：骨代謝マーカー測定の現状．Osteoporosis Jpn 20(2):166-70,2012
15) 三浦雅一，佐藤友紀：骨粗鬆症の診断と治療における25-ヒドロキシビタミンD測定の意義．日本骨粗鬆症学会雑誌 2:375-81,2016
16) Ihara H, Kiuchi S, Ishige T, et al: Surveillance evaluation of the standardization of assay values for serum total 25-hydroxyvitamin D concentration in Japan. Ann Clin Biochem 55(6):647-56,2018

2 骨形成マーカー

POINTS

- 骨形成マーカーは骨芽細胞の各分化段階の指標となる。
- BAP は食事や腎機能の影響を受けることがなく，日内変動が小さいので測定値も安定している。
- P1NP は三量体と単量体の両者を測定する total P1NP が汎用されており，食事の影響もなく測定値も安定している。ただし，肝機能障害では高値を示すことがあり，透析患者では単量体が増加する。
- OC は腎機能の影響を受けやすく，測定値も不安定であり，検体の保存に注意を要する。また，骨粗鬆症診療での測定は保険適用外である。

KEYWORDS　ALP，BAP，P1NP，Intact P1NP，total P1NP，OC，ビタミン K 依存性カルボキシラーゼ，グルタミン酸（Glu），γ-カルボキシグルタミン酸（Gla）

骨形成マーカーの種類は

　骨形成マーカーは，未分化間葉系幹細胞から前骨芽細胞，骨芽細胞，骨細胞まで分化する各段階において細胞から直接または間接的に産生される酵素やタンパク質であり，骨形成のさまざまな段階を反映し，ほとんどが血中濃度として測定される(**図1**)[1]。I 型コラーゲンは骨芽細胞の分化初期，ALP は分化初期から中期，OC は分化後期の指標と考えられている。骨形成マーカーの測定は骨粗鬆症，骨転移，副甲状腺機能亢進症などの骨代謝異常をきたす骨代謝疾患の診療において保険適用があるが，OC は骨粗鬆症では保険適用外である。

1. アルカリホスファターゼ（ALP），骨型アルカリホスファターゼ（BAP）

　ALP は，アルカリ性の環境下においてリン酸化合物を加水分解する膜結合型の酵素であり，4 つの遺伝子（小腸型，臓器非特異型：肝臓/骨/腎臓，胎盤型，異所産生胎盤様型）により産生される。臓器特異的な糖鎖修飾などによっていくつかのアイソザイムに分類される。血清中の総 ALP 活性はさまざまな組織由来のアイソザイムからなるが，約 95％は骨または肝臓由来である。このため，特殊な病態を除き，正常な肝機能を有する成人ではほぼ 50％が肝臓に，50％が骨に由来すると考えられる。総 ALP 活性が高く骨疾患が疑われる場合には，アイソザイムを測定するよりも，より骨特異性が高く簡便に測定できる BAP が利用される。

　BAP は骨芽細胞から産生される膜結合型酵素で，ホスホリパーゼにより代謝されて血中に放出される。骨代謝における BAP の役割は必ずしも明らかになっていないが，石灰化の機序に重要な働きをしていると考えられる。骨芽細胞周囲の有機リン酸エステルを分解して石灰化の材料である無機リン酸塩濃度を高めるとともに，ヒドロキシアパタイトの結晶形成を抑制しているピロリン酸を加水分解し，またリン酸塩濃度を上昇させることにより石灰化を促進すると考えられている。

　BAP は特異性の高いモノクローナル抗体を用いた免疫測定法で測定される[2]。わが国でもこれまで，いくつかの BAP の定量法が使用されてきたが，酵素活

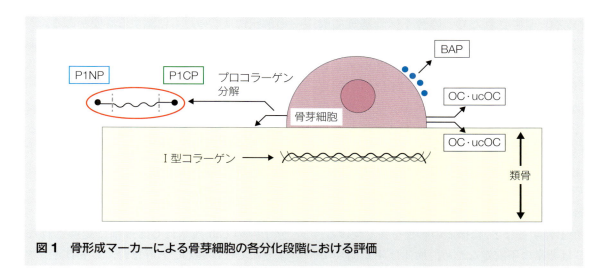

図1 骨形成マーカーによる骨芽細胞の各分化段階における評価

性として測定される EIA（単位：U/L）と，タンパク質量として測定される CLEIA（単位：μg/L）による測定が臨床で可能である．両測定間で測定値の相関も高いが，最近は測定が迅速かつ高感度な CLEIA がおもに汎用されている．しかし，肝型 ALP との若干の交差反応があるため，肝疾患例における BAP 値の解釈には注意を要する．BAP は食事や腎機能の影響を受けず，日内変動が小さく MSC が小さいなど臨床的に安定した測定値が得られるマーカーである．とくに，透析などの高度腎障害例における骨形成マーカーとして BAP が推奨されている[3]．

2. Ⅰ型コラーゲン（P1NP，P1CP）

Ⅰ型コラーゲンは骨基質タンパク質の主要成分で，骨基質の 90〜95％を占めている[4]．骨組織は皮膚や腱などほかのⅠ型コラーゲンを含む軟部組織よりも代謝活性が高いため，全身のコラーゲン代謝産物の多くは骨組織由来と考えられる．骨芽細胞は分化初期の段階からⅠ型プロコラーゲンを分泌するが，細胞外で N および C 末端のプロペプチド（P1NP および P1CP）が切断されてⅠ型コラーゲンが生じる[4]．このため，P1NP と P1CP は骨芽細胞の産生するⅠ型コラーゲンのマーカーであり，骨形成のマーカーと考えられる．とくに，P1NP は臨床的な骨代謝研究でより詳細に検討されてきた．P1NP は当初 3 本の α 鎖からなる三量体として存在するが，全身循環中に一部は単量体に代謝される．しかし，プロコラーゲンから切断された P1NP がすべて血中に放出されるのか，あるいは一部は骨基質に取り込まれるのかなど，詳細な代謝過程は明らかになっていない．

アッセイ系は三量体を測定する Intact P1NP（RIA）と，単量体と三量体の両者を測定する total P1NP（ECLIA）がある．測定時間は前者が約 3 時間に対し，後者は約 20 分と迅速に測定できる．健常人では Intact P1NP と total P1NP の相関は高く，閉経前女性の基準値はほぼ同じ値である．三量体はおもに肝臓で，単量体は腎臓で代謝される[5]．このため，P1NP は肝機能障害では高値を示すことがあるが，腎臓での代謝は少なく，腎機能低下の影響はほとんど受けない．しかし，透析患者などの腎機能が著しく低下した例では，単量体の代謝が阻害されて増加するため total P1NP は高値になる[6]．P1NP は食事の影響を受けにくく，日内変動も小さく，室温でも 2 日間は安定であるなど，測定に有利な特徴を有する．臨床的には，とくに遺伝子組換えテリパラチドの投与後の治療効果判定に広く利用されている[7,8]．また，国際的な研究においては，骨形成マーカーとして total P1NP の測定が推奨されている[9]．

3. オステオカルシン（OC）

OC は骨特異的タンパク質であり，成熟骨芽細胞から産生されることから骨芽細胞分化の最も後期の骨形成マーカーとして利用されている．OC は骨の非コラーゲン性タンパク質としては最も多く，その約

25％を占める。産生されたOCの多くは骨基質に取り込まれるが，一部は血中に放出される。分子量は約6,000 Daで，49アミノ酸残基から成り，グルタミン酸（Glu）残基を3ヵ所（17位，21位，24位）に有し，この部分がビタミンK依存性カルボキシラーゼの作用によりγ-カルボキシル化され，γ-カルボキシグルタミン酸（Gla）残基となる[10]。OCはこの3つのGla残基を介してヒドロキシアパタイトと結合することにより，石灰化の調節に関与していると考えられている。

OCは腎臓から排出されるため，腎機能障害により血清濃度が上昇するなど，腎機能の影響を強く受ける。また，OCは非常に不安定なため，検体は4℃近くで保存し，測定も速やかに行う必要がある。Intact OCから代謝された断片部分を測定するさまざまなキットが開発されている[11,12]。一般に，破骨細胞による骨吸収の際にも骨基質中のOCは分解，代謝されてさまざまな断片が血中に流入すると考えられるため，測定値の解釈にはこの点も留意する必要がある。

OC測定の保険適用は二次性副甲状腺機能亢進症の手術適応の決定や原発性または二次性副甲状腺機能亢進症の手術後の治療効果判定に限定されている。また，副甲状腺機能亢進症手術後の治療効果判定には骨吸収マーカーであるNTXやDPDも保険適用となっているが，これらとOCを同時に測定した場合にも，1種類しか請求できない。

一方，骨中のビタミンK不足やワルファリン投与中ではγ-カルボキシル化が十分に起こらず，OCの分子中のGlu残基はGla残基に変換されない。このようなOCはucOCと呼ばれ，ヒドロキシアパタイトとの親和性が低く，骨基質に取り込まれることなく血中に放出される。ucOCは骨密度との相関はなく，骨質に関係すると考えられており，骨マトリックス（基質）関連マーカーの一つに分類されている[1]。

（市村正一）

文献

1) 日本骨粗鬆症学会骨代謝マーカー検討委員会：骨粗鬆症診療における骨代謝マーカーの適正使用ガイドライン（2012年版）. Osteoporosis Jpn 20(1):33-55,2012
2) Cavalier E, Souberlielle JC, Gadisseur R, et al: Inter-method variability in bone alkaline phosphatase measurement: Clinical impact on the management of dialysis patients. Clin Biochem 47(13-14):1227-30,2014
3) Kidney Disease; Improving Global Outcomes (KDIGO) CKD-MBD Work Group: KDIGO clinical practice guideline for the diagnosis, evaluation, and treatment of Chronic Kidney Disease-Mineral and Bone Disorder (CKD-MBD). Kidney Int Suppl 113:S1-130,2009
4) Risteli J, Niemi S, Kauppila S, et al: Collagen propeptides as indicators of collagen assembly. Acta Orthop Scand Suppl 266:183-8,1995
5) Garnero P, Vergnaud P, Hoyle N: Evaluation of a fully automated serum assay for total N-terminal propeptide of type I collagen in postmenopausal osteoporosis. Clin Chem 54(1):188-96,2008
6) Koivula MK, Routsalainen V, Björkman M, et al: Difference between total and intact assays for N-terminal propeptide of type I procollagen reflects degradation of pN-collagen rather than denaturation of intact propeptide. Ann Clin Biochem 47(Pt 1):67-71,2010
7) Eastell R, Krege JH, Chen P, et al: Development of an algorism for using P1NP to monitor treatment of patients with teriparatide. Curr Med Res Opin 22(1):61-6,2006
8) Niimi R, Kono T, Nishihara A, et al: An algorithm usimg the early changes in P1NP to predict the future BMD response for patients treated with daily teriparatide. Osteoporos Int 25(1):377-84,2014
9) Vasikaran S, Eastell R, Bruyère O, et al: Makers of bone turnover for the prediction of fracture risk and monitoring of osteoporosis treatment: a need for international reference standards. Osteoporos Int 22(2):391-420,2011
10) Price PA, Williamson MK, Lothringer JW: Origin of the vitamin K-dependent bone protein found in plasma and its clearance by kidney and bone. J Biol Chem 256(24):12760-6,1981
11) Hosoda K, Eguchi H, Nakamoto T, et al: Sandwich immunoassay for intact human osteocalcin. Clin Chem 38(11):2233-8,1992
12) Rosenquist C, Qvist P, Bjarnason N, et al: Measurement of a more stable region of osteocalcin in serum by ELISA with two monoclonal antibodies. Clin Chem 41(10):1439-45,1995

3 骨吸収マーカー

POINTS

- 骨吸収マーカーは血清または尿試料で測定可能で，骨生検での骨吸収指標と相関がみられることから，非侵襲的に骨吸収の程度を評価できる。
- 尿中マーカーは日内変動があって測定誤差が大きいため，検体採取時間帯と検査機関は常に同じであることが望ましい。血清マーカーでは測定にあたって個々に留意すべき点がある。
- 骨吸収マーカーは骨吸収抑制薬投与の際に速やかに反応する。
- その腎排泄性の相違によって，腎機能に影響を受けるマーカーと受けないマーカーがある。

KEYWORDS TRACP-5b，1CTP，NTX，CTX，PYD，DPD，日内変動

骨吸収マーカーの種類は

　骨吸収マーカーを大別するとⅠ型コラーゲン派生ペプチド・架橋ペプチドと，TRACPのうち破骨細胞特異的にその内部に存在するアイソザイムである骨分解酵素TRACP-5bの2種がある。

　Ⅰ型コラーゲン派生ペプチドに関しては，おもに2種類の酵素，マトリックスメタロプロテアーゼ(MMP)とカテプシンKで分解される。MMPより生じる比較的大きなペプチドは，1CTPである。骨に存在する成熟架橋であるピリジニウム架橋を含むⅠ型コラーゲンが骨吸収時に破骨細胞のカテプシンKにより分解されると，架橋を含むNTXとCTXがそれぞれ生成される。さらに主として肝臓のプロテアーゼ作用により，架橋自体であるPYD，DPDが生成され血中に放出後，腎代謝を経て尿中にも放出される（**図1**）。骨吸収に伴うその放出量が血清濃度と良好に相関することから，血清濃度の高低で骨吸収速度を評価することが可能とされている。実際，血液・尿中骨吸収マーカーと骨形態計測上の骨吸収指標との相関が示されている。

骨吸収マーカーの測定は

　骨吸収マーカーは血清または尿で測定され，骨生検での骨吸収指標と相関がみられることより，非侵襲的な骨吸収指標として臨床的に利用され，現在，尿・血液中でさまざまな骨吸収マーカーが種々の方法で測定可能となっている（**第2章1参照**）[1]。当初は尿測定での骨吸収マーカーが頻用されたが，いずれもそれらの尿中排泄率が腎機能の影響を受け，加齢に伴う腎機能低下の影響を除外できないことが問題となった。さらに，尿中マーカーは尿中クレアチニン濃度による補正が必要なため測定誤差が大きくなったり，また，加齢に伴う筋肉量減少により尿中クレアチニン濃度が低下したりすることから，加齢に伴うサルコペニアで見かけ上の上昇を示すことが大きな欠点となっている[2]。これらの問題を回避するために，現在は血清中での骨吸収マーカー測定が主流となっている。

1. 測定に際して注意すべき点

　骨吸収マーカーは骨形成マーカーに比べて日内変動が大きい傾向がある。骨代謝マーカー測定値の日内変

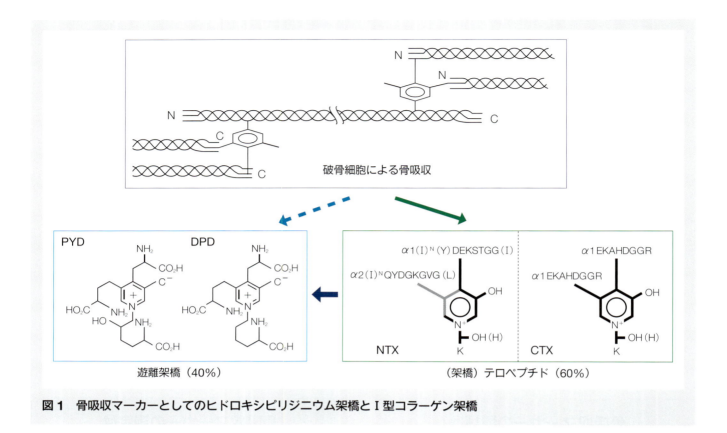

図1 骨吸収マーカーとしてのヒドロキシピリジニウム架橋とⅠ型コラーゲン架橋

動では，夜間の午前2～8時が最も高くなり，その後急速に低下して午後1～11時の間で最低値となる。骨吸収マーカーであるuCTXのピーク値は最低値の2倍程度と報告されている[3]。また，sCTXのように食物摂取の影響を受けるマーカーもあることから，同一時間帯，とくに午前中の食事前の条件で測定を継続して行うことが推奨される。尿検体を用いた骨吸収マーカーの測定は，原則として早朝第二尿を用いることが推奨されている。しかし，実臨床では早朝第二尿の採取は難しく，検体採取時間帯と検査機関を常に同じにすることが望ましい（**第2章5参照**）。

2. 保険診療で使える骨吸収マーカー

保険適用にある骨吸収マーカーとその保険点数については**第2章7：表1**に示す。主要国のうち，骨代謝マーカー測定が保険適用となっているのはわが国だけである。その適用は厳格で，①骨粗鬆症の確定診断のついた患者，②骨粗鬆症の薬物治療方針の選択時に1回，③薬効評価，治療効果の判定の指標として6ヵ月以内に1回に限り算定できる。薬物変更時には変更後6ヵ月以内に1回算定可能となっている。測定項目は原則1種類となる。

遊離型のDPDや，NTX，CTXなどの架橋部を含むコラーゲンテロペプチドは，1990年代から簡便な免疫測定法が開発されており，臨床の場で有用な骨吸収指標であることが示されている。1992年にDPDとuNTXの測定が，2003年にuCTX測定が保険適用となっている。

このように当初は尿中測定が日常臨床で普及したが，筋肉量に影響を受ける尿中クレアチニンによる補正や，日内変動が大きいこと，測定誤差などの問題から，精確性が高い血清試料での測定が主流となり，sNTX，sCTXが保険適用となった。

骨吸収活性のもう一つの指標は，破骨細胞特異性の高い骨融解酵素であるTRACP-5bを血清中でEIAにより測定するもので，わが国で開発された。EIAはTRACP-5bに特異性が高く，2008年に保険適用となった（**図2**）。TRACP-5bの利点としては，日内変動が大幅に小さくなり腎機能低下の影響を受けない

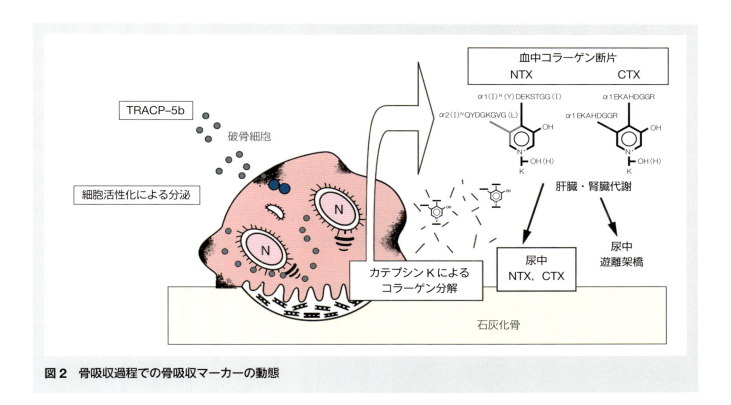

図2 骨吸収過程での骨吸収マーカーの動態

め[4]，試料採取時間や加齢に伴う腎機能低下を数値の解釈時に考慮する必要がないことがあげられる。欠点は，血清試料保存中の酵素活性の安定性が悪いので，測定を速やかに行うことと，凍結での保存が必須となる点である。

（稲葉雅章）

文献

1) 日本骨粗鬆症学会骨代謝マーカー検討委員会：骨粗鬆症診療における骨代謝マーカーの適正使用ガイドライン（2012年版）．Osteoporosis Jpn 20(1):33-55, 2012
2) Looker AC, Bauer DC, Chesnut CH 3rd, et al: Clinical use of biochemical markers of bone remodeling: current status and future directions. Osteoporos Int 11(6):467-80, 2000
3) Wichers M, Schmidt E, Bidlingmaier F, et al: Diurnal rhythm of CrossLaps in human serum. Clin Chem 45(10):1858-60, 1999
4) Yamada S, Inaba M, Kurajoh M, et al: Utility of serum tartrate-resistant acid phosphatase (TRACP5b) as a bone resorption marker in patients with chronic kidney disease: independence from renal dysfunction. Clin Endocrinol (Oxf) 69(2):189-96, 2008

4 骨マトリックス（基質）関連マーカー

POINTS

- 骨密度や骨代謝回転の評価だけでは骨強度を説明することは困難であり，骨質を評価することも重要視されている。
- ビタミンKが欠乏する病態では骨基質中のOCのカルボキシル化が低下し，ucOCが増加する。
- 近年，骨粗鬆症による骨脆弱化の原因として，骨吸収の亢進とは独立したコラーゲンの過剰老化が関与していることが報告されている。
- ペントシジンはコラーゲンの分子間を架橋する終末糖化産物（AGEs）の一種で，原発性骨粗鬆症や糖尿病における骨脆弱化に関与する。
- ホモシステインは酸化ストレスを増大させ，AGEsを増加させる。

KEYWORDS 骨質，ucOC，終末糖化産物（AGEs），ペントシジン，ホモシステイン

骨マトリックス（基質）関連マーカーの種類は

　骨強度は骨密度と骨質の2つの要因からなり，骨折の予防には骨密度の上昇のみならず，骨質の改善も重要である。骨粗鬆症治療薬SERMの骨密度上昇効果はビスホスホネート薬ほど著明ではないが，同等に近い椎体骨折抑制効果を有している。ビタミンK_2薬も骨密度上昇効果が明らかでないにもかかわらず，骨折抑制効果を示すことが報告されている。すなわち，骨密度や骨代謝回転の評価だけでは骨強度を説明することは困難といえる。そこで骨質を評価する骨マトリックス（基質）マーカーが，「骨粗鬆症診療における骨代謝マーカーの適正使用ガイドライン（2012年版）」[1]（以下，ガイドライン）で新たに追加された。

1. 低カルボキシル化オステオカルシン（ucOC）

　OCは骨芽細胞が産生する骨特異的タンパク質であるが，ビタミンK欠乏状態ではOCのγ-カルボキシル化（Gla化）が不十分となり，ucOCの血中濃度が上昇する。すなわちucOCは骨組織におけるビタミンKの充足度を反映する。骨折患者ではucOCが高値であること，ucOC高値が骨折危険因子であることが報告されている[2]。このことからガイドラインでは，ucOCを骨マトリックス（基質）関連マーカーとして掲載している。実臨床においてはビタミンK_2薬の選択およびビタミンK_2薬の効果判定の補助的指標として保険適用を受け，ビタミンK_2薬の選択時および効果判定に使用されている。

2. ペントシジン，ホモシステイン

　骨組織中のコラーゲン分子の架橋構造において，遺

伝的に規定された部位に形成される架橋以外の部分に，糖化，酸化ストレスにより終末糖化産物（AGEs）が無秩序に形成される，いわゆる悪玉架橋が骨のもつしなやかさを失わせ，硬くてもろい状態にする。

AGEs の一種であるペントシジンは加齢とともに組織中のコラーゲンに誘導され，血中および尿中ペントシジン濃度が，骨中ペントシジン量と一定の相関関係にあり，原発性骨粗鬆症や糖尿病における骨脆弱化に関与する[3]。さらには，未治療閉経後女性 432 例を対象とし，新規椎体骨折をエンドポイントとした縦断研究において，尿中ペントシジン高値が年齢や骨密度，腎機能と独立した危険因子となると報告している（図1）[4]。以上のことから，尿中ペントシジンが骨質の劣化度合いを評価するための客観的指標として利用できる可能性がある。

ホモシステインは酸化ストレスを増大させ，AGEsを増加させる。ホモシステインはコラーゲンの生理的架橋の形成に関与するリジルオキシダーゼの作用を遺伝子および蛋白レベルで阻害する。Rotterdam study[5] において，四分位数による層別解析で，ホモシステインの最高値群は最低値群よりも新規椎体骨折が 2 倍と有意に多く，骨密度や他の骨折危険因子とは独立して骨折に影響を与えている（図2）。

閉経後骨粗鬆症 251 例の縦断研究では，治療開始時に血中ホモシステインや尿中ペントシジンが高値の群では，ビスホスホネート薬により骨吸収マーカーが低下して骨密度が上昇しても，骨マトリックス（基質）関連マーカーが低値の群に比べて新規椎体骨折のリスクが高いことが報告されている（図3）[6]。

評価基準は

現在のところ骨マトリックス（基質）関連マーカーでは ucOC を除き，治療介入や効果判定のカットオフ値が設定されておらず，また治療効果を確認するために治療介入後，どの時期に測定するのが適正かは定まっていない。さらに骨粗鬆症に対する前治療が行われている場合，とくに骨吸収抑制薬を使用している際の評価は困難である。

1 型糖尿病において，骨密度とは独立して血清ペントシジンは既存骨折に関与し，AGE による骨質が障害されうるが，カルボキシメチルリジン（CML）や endogenous secretory receptor for AGE（esRAGE）では有意な因子とはならなかった[7]。さらには OFELY study では尿ペントシジンの四分割の最も高い群は 10 年の観察で骨折頻度が高く，ハザード比 1.55 と有意

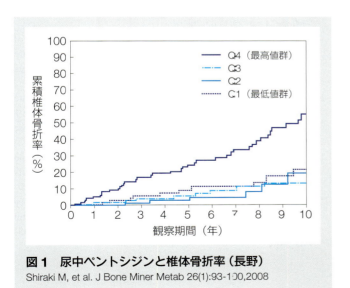

図1　尿中ペントシジンと椎体骨折率（長野）
Shiraki M, et al. J Bone Miner Metab 26(1):93-100,2008

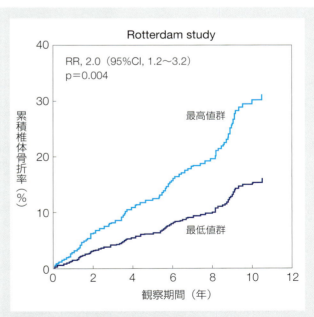

図2　ホモシステインと骨折リスク
van Meurs JB, et al. N Engl J Med 350(20):2033-41,2004
© 2004 Massachusetts Medical Society. Reprinted with permission from Massachusetts Medical Society.

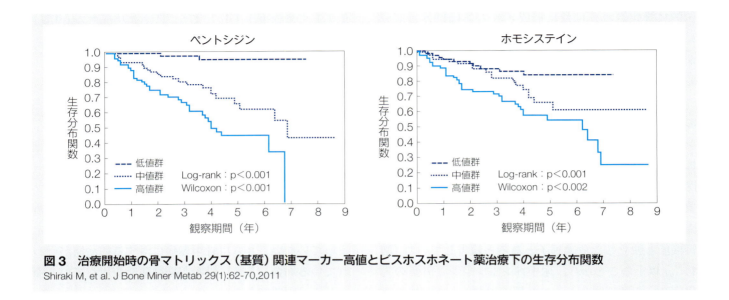

図3 治療開始時の骨マトリックス（基質）関連マーカー高値とビスホスホネート薬治療下の生存分布関数
Shiraki M, et al. J Bone Miner Metab 29(1):62-70,2011

であるが，年齢，既存骨折，骨密度で調整するとハザード比は1.16と下がり有意ではなくなった[8]。また，血清ペントシジンをビスホスホネート薬治療3年間の追跡をしたところ，血清レベルは有意に変化しなかったという報告がある[9]。一方，Tamakiらは，65歳以上の日本人男性1,285例のコホート研究で，血中のesRAGEとペントシジンの比が高いほど，高齢日本人男性の骨密度とは無関係に，脆弱性骨折のリスクが減少していたと報告している[10]。

個々の骨粗鬆症患者の骨折リスク評価や治療薬選択時における骨マトリックス（基質）関連マーカーによる評価は重要であり，今後エビデンスの蓄積が望まれる。

（茶木　修）

文献

1) 日本骨粗鬆症学会骨代謝マーカー検討委員会：骨粗鬆症診療における骨代謝マーカーの適正使用ガイドライン（2012年版）．Osteoporosis Jpn 20(1):33-55,2012
2) Luukinen H, Käkönen SM, Pettersson K, et al: Strong prediction of fractures among older adults by the ratio of carboxylated to total serum osteocalcin. J Bone Miner Res 15(12):2473-8,2000
3) Saito M, Marumo K: Collagen cross-links as a determinant of bone quality: a possible explanation for bone fragility in aging, osteoporosis, and diabetes mellitus. Osteoporos Int 21(2):195-214,2010
4) Shiraki M, Kuroda T, Tanaka S, et al: Nonenzymatic collagen cross-links induced by glycoxidation (pentosidine) predicts vertebral fractures. J Bone Miner Metab 26(1):93-100,2008
5) van Meurs JB, Dhonukshe-Rutten RA, Plujim SM, et al: Homocysteine levels and the risk of osteoporotic fracture. N Engl J Med 350(20):2033-41,2004
6) Shiraki M, Kuroda T, Shiraki Y, et al: Urinary pentosidine and plasma homocysteine levels at baseline predict future fractures in osteoporosis patients under bisphosphonate treatment. J Bone Miner Metab 29(1):62-70,2011
7) Barzilay JI, Bůžková P, Zieman SJ, et al: Circulating levels of carboxy-methyl-lysine (CML) are associated with hip fracture risk: the Cardiovascular Health Study. J Bone Miner Res 29(5):1061-6,2014
8) Neumann T, Lodes S, Kästner B, et al: High serum pentosidine but not esRAGE is associated with prevalent fractures in type 1 diabetes independent of bone mineral density and glycaemic control. Osteoporos Int 25(5):1527-33,2014
9) Hashidate H, Kamimura M, Ikegami S, et al: Serum pentosidine levels after 3 years of bisphosphonate treatment in post-menopausal osteoporotic women. Endocr Res 40(3):172-6,2015
10) Tamaki J, Kouda K, Fujita Y, et al: Ratio of endogenous secretory receptor for advanced glycation end products to pentosidine predicts fractures in men. J Clin Endocrinol Metab 103(1):85-94,2018

5 検体の採取と取り扱い

POINTS

- 血清の測定では，BAP，P1NP，sNTX，TRACP-5b，ucOC は食事の影響を受けないが，sCTX は食事の影響を受けるので，採血は早朝空腹時に行う必要がある。
- 尿の測定では日内変動があるため，検体採取時間帯と検査機関は常に同じであることが望ましい。

KEYWORDS 検体採取時間，早朝空腹時，慢性腎臓病，日常生活動作

検体採取はいつ行うべきか

個々の対象における骨代謝マーカーの測定値には日内変動がある。わが国の基準値は早朝空腹時の値であるため，早朝空腹時に採尿・採血を行うことが勧められる[1]。sCTX は食事の影響が大きく，非絶食時には絶食時に比較して 2 時間値が 20〜40％低値を示す[2,3]。これは，腸管内分泌細胞から分泌されるプログルカゴン由来ペプチドの一種であるグルカゴン様ペプチド（glucagon-like peptide-2: GLP-2）の影響によるところが大きいと考えられている。このため，sCTX は早朝空腹時の検体採取が原則である。しかしながら，BAP，P1NP，sNTX，TRACP-5b，ucOC の測定値は食事摂取の影響を受けないため，空腹で検体を採取する必要はない。

uDPD，uNTX，uCTX の測定は早朝第一または第二尿を用い，クレアチニンで補正した値を用いることが望ましく，また，検体採取時間帯と検査機関は常に同じであることが望ましい。

検体取扱いの注意点は

骨代謝マーカー測定時の注意点を**表1**に示す。薬物治療効果を目的とした骨代謝の評価のために，初めて測定する際には骨・カルシウム代謝に影響のある薬物は少なくとも 1 ヵ月前には中止しておくと，マーカーへの影響が少ない。ただし，ビスホスホネート薬に関しては服薬後 6 ヵ月間は影響がある[1]。なお，すでに薬物治療中の患者であらたな治療薬を選択する可能性がある場合は，現状の治療を継続したままで骨代謝の評価を行う。

同一患者で繰り返し測定する場合，骨代謝マーカーによっては日内または日間変動があるので，同じ時刻に検体を採取するなど，前回と同じ条件で取り扱うことが望ましい。

高齢者，とくに女性では慢性腎臓病（chronic kidney disease: CKD）の有病率が高い。また高齢に伴う筋肉量の減少は血清クレアチニン，尿中クレアチニン排泄量に影響を及ぼす。これら腎機能低下や筋肉量の減少は加齢とともに進展する。骨粗鬆症治療では長期間の投薬加療を前提とするため，これらの要素に影響を受ける骨代謝マーカーでは，この点を考慮して数値を解釈する必要がある[1]。**表2**に示すように，骨代謝マーカーには腎機能低下の影響を受けるものと受けないものとがある[4]。さらに血清マーカーでは尿中クレアチニンによる補正の必要がないため，日常生活動作（activities of daily living: ADL）低下や筋肉量減少，腎機能低下を考慮する必要がなく，測定ごとの数値を直接比較することが可能なことから，骨代謝マーカーとしての有用性が示唆される[1]。

表1 骨代謝マーカー測定時における注意点

- 早朝空腹での検体採取を基本とする
  ただし，治療効果判定が目的の場合，治療前後の検査条件を一定にすれば，早朝空腹時に制限する必要はない[※1]
- 骨折の急性期は避けることが望ましい[※2]
- 前治療の影響が消失するのを待ってから測定する[※3]。ただし，前治療がデノスマブの場合は最終投与から6ヵ月経ってもマーカーは抑制されたまま[8]（第3章2-1)-e参照）
- 薬物治療の効果判定では，生活習慣の改善の効果に注意が必要である[※4]
- 測定機関や方法による基準値を基に判断する

※1：sCTXについては，早朝空腹時の検体採取が原則である。
※2：骨折発生24時間以内（平均6.8時間）であれば，骨折の影響は少ないとの報告もある[9]。
※3：ビスホスホネート薬の治療は6ヵ月，その他の治療は1ヵ月以上の休薬が望ましい。
※4：1g程度のカルシウム摂取量増加で骨代謝が抑制されるとの報告もある[10]。

また，骨粗鬆症と診断されると生活習慣が改善される場合があり，食生活や運動習慣が大きく変化すると骨代謝に変化が生じる可能性があるため，生活習慣が安定してから測定することが望ましい[5]。

血清骨代謝マーカーでは採血時点の，尿中骨代謝マーカーでは採尿時の骨代謝状態が評価できる。尿中骨吸収マーカーは通常，部分尿により評価されている。部分尿はクレアチニンで補正するため，測定変動が大きくなる。しかし，尿中骨代謝マーカーが血清骨代謝マーカーより劣るとの科学的根拠はない[6,7]。また，血清骨代謝マーカー間および尿中骨代謝マーカー間の優劣についても，科学的根拠がまだ十分ではないが，治療効果/測定誤差比の大きい骨代謝マーカーを測定することが望ましい。

（三浦雅一）

表2 骨代謝マーカーの腎機能に対する影響の有無

マーカー	腎機能低下の影響
骨形成マーカー	
OC	＋
BAP	－
Intact P1NP[4]	－
total P1NP[4]	＋
骨吸収マーカー	
PYD	＋
DPD	＋
NTX	＋
CTX	＋
TRACP-5b	－
骨マトリックス（基質）関連マーカー	
ucOC	＋
ペントシジン[11,12]	＋
ホモシステイン[13]	＋

腎機能低下：CKDステージ3以上
＋：影響を受けやすい，－：影響を受けにくい

文献

1) Nishizawa Y, Ohta H, Miura M, et al: Guidelines for the use of bone metabolic markers in the diagnosis and treatment of osteoporosis (2012 edition). J Bone Miner Metab 31(1):1-15,2013
2) Eastell R, Szulc P: Use of bone turnover markers in postmenopausal osteoporosis. Lancet Diabetes Endocrinol 5(11):908-23,2017
3) Szulc P, Naylor K, Hoyle NR, et al; National Bone Health Alliance Bone Turnover Marker Project: Use of CTX-I and PINP as bone turnover markers: National Bone Health Alliance recommendations to standardize sample handling and patient preparation to reduce pre-analytical variability. Osteoporos Int 28(9):2541-56,2017
4) Salam S, Gallagher O, Gossiel F, et al: Diagnostic Accuracy of Biomarkers and Imaging for Bone Turnover in Renal Osteodystrophy. J Am Soc Nephrol 29(5):1557-65,2018
5) Scott JP, Sale C, Greeves JP, et al: Effect of fasting versus feed-

ing on the bone metabolic response to running. Bone 51(6):990-9,2012
6) Baxter I, Rogers A, Eastell R, et al: Evaluation of urinary N-telopeptide of type I collagen measurements in the management of osteoporosis in clinical practice. Osteoporos Int 24(3):941-7,2013
7) Vilaca T, Gossiel F, Eastell R: Bone Turnover Markers: Use in Fracture Prediction. J Clin Densitom 20:346-52,2017
8) Bone HG, Bolognese MA, Yuen CK, et al: Effects of denosumab treatment and discontinuation on bone mineral density and bone turnover markers in postmenopausal women with low bone mass. J Clin Endocrinol Metab 96(4):972-80,2011
9) Ivaska KK, Gerdhem P, Akesson K, et al:Effect of fracture on bone turnover markers: a longitudinal study comparing marker levels before and after injury in 113 elderly women. J Bone Miner Res 22(8):1155-64,2007
10) Fardellone P, Brazier M, Kamel S, et al: Biochemical effects of calcium supplementation in postmenopausal women: influence of dietary calcium intake. Am J Clin Nutr 67(6):1273-8,1998
11) Miyata T, Ueda Y, Horie K, et al: Renal catabolism of advanced glycation end products: the fate of pentosidine. Kidney Int 53(2):416-22,1998
12) Allen MR, Newman CL, Chen N, et al: Changes in skeletal collagen cross-links and matrix hydration in high- and low-turnover chronic kidney disease. Osteoporos Int 26(3):977-85,2015
13) 橋本隆男, 篠原佳彦, 長谷川弘, 他：ホモシステイン代謝. YAKUGAKU ZASSHI 127(10):1579-92,2007

6 基準値

POINTS

- 骨代謝マーカーの基準値は，一般的には健常男性，健常閉経前および閉経後女性で確立された平均値±1.96 SDの範囲として設定されている。
- TRACP-5bの基準値は，健常男性と女性の若年成人平均値（YAM）を用いる。
- ucOCについては基準値を設けず，原発性骨粗鬆症の診断基準を満たす骨粗鬆症患者を対象に，骨折リスクを考慮したビタミンK不足濃度を用いたカットオフ値（4.5 ng/mL）を設けている。

KEYWORDS 骨代謝マーカー，基準値

骨代謝マーカーの基準値とその根拠は

骨粗鬆症ではその病態を反映して，骨代謝マーカーで評価した骨形成の程度と骨吸収の程度が一致しない場合がある。多くの場合，骨吸収の程度が骨形成の程度より優位となる。したがって，診断が確定した患者においては，介入前に骨形成マーカーと骨吸収マーカーの両者を同時に測定することにより，詳細な骨代謝状態を把握できる。

骨代謝マーカーの基準値は，健常男性，健常閉経前および閉経後女性で確立された平均値±1.96標準偏差（SD）の範囲として設定されている[1-6]（**表1**）。ただし，TRACP-5bについては，男性は健常男性，女性は若年成人平均値（young adult mean: YAM，30～44歳の健常閉経前女性）を用いている。ucOCについては基準値を設けず，原発性骨粗鬆症の診断基準を満たす骨粗鬆症患者を対象に骨折リスクを考慮したビタミンK不足濃度を用いて算出したカットオフ値を用いている。

（三浦雅一）

文献

1) Nishizawa Y, Ohta H, Miura M, et al: Guidelines for the use of bone metabolic markers in the diagnosis and treatment of osteoporosis (2012 edition). J Bone Miner Metab 31(1):1-15,2013
2) 三浦雅一：第2章生化学検査：8 骨代謝マーカー．木村聡（監・編），三浦雅一（編）．薬の影響を考える臨床検査値ハンドブック第3版．じほう．97-105,2017
3) 15．骨代謝関連検査．櫻林郁之介（監），矢冨裕，廣畑俊成，山田俊幸，石黒厚至（編）．今日の臨床検査2017-2018．南江堂．91-202,2017
4) 16．肝・胆道機能検査．櫻林郁之介（監），矢冨裕，廣畑俊成，山田俊幸，石黒厚至（編）．今日の臨床検査2017-2018．南江堂．209-10,2017
5) 17．腎機能検査．櫻林郁之介（監），矢冨裕，廣畑俊成，山田俊幸，石黒厚至（編）．今日の臨床検査2017-2018．南江堂．229,2017
6) 18．酵素検査．櫻林郁之介（監），矢冨裕，廣畑俊成，山田俊幸，石黒厚至（編）．今日の臨床検査2017-2018．南江堂．241,2017
7) Shiraki M, Kuroda T, Tanaka S, et al: Nonenzymatic collagen cross-links induced by glycoxidation (pentosidine) predicts vertebral fractures. J Bone Miner Metab 26(1):93-100,2008

表1 骨代謝マーカーの基準値

骨形成マーカー	男性	女性（閉経前）	女性（閉経後）	単位
OC	8.4〜33.1	7.8〜30.8	14.2〜54.8	ng/mL
BAP[※1]	3.7〜20.9	2.9〜14.5	3.8〜22.6	μg/L
P1CP	29〜181	32〜178	32〜178	ng/mL
Intact P1NP	19.0〜83.5	14.9〜68.8（30〜44歳）	27.0〜109.3（45〜80歳）	μg/L
total P1NP	18.1〜74.1（30〜83歳）	16.8〜70.1（30〜44歳）	26.4〜98.2（45〜79歳）	μg/L
骨吸収マーカー	男性	女性（閉経前）	女性（閉経後）	単位
PYD		17.7〜41.9		pmol/μmol・Cr
DPD	2.0〜5.6	2.8〜7.6	3.3〜13.1	nmol/mmol・Cr
sNTX	9.5〜17.7	7.5〜16.5	10.7〜24.0	nmol BCE/L
uNTX	13.0〜66.2	9.3〜54.3	14.3〜89.0	nmol BCE/mmol・Cr
sCTX		0.112〜0.738		ng/mL
uCTX		40.3〜301.4		μg/mmol・Cr
1CTP[※2]	0.5〜4.9	0.8〜4.8		ng/mL
TRACP-5b[※3]	170〜590	120〜420（YAM）	250〜760	mU/dL
骨マトリックス（基質）関連マーカー	男性	女性（閉経前）	女性（閉経後）	単位
ucOC		4.5未満（カットオフ値）		ng/mL
ペントシジン[※4]（血漿）		0.00915〜0.0431		μg/mL
ホモシステイン	6.3〜18.9	5.1〜11.7		nmol/mL

基準値は，キット製造（または販売）メーカーの添付文書あるいは社内資料に記載されている内容，および文献1）〜6）を参考とした。
基準値には，施設間差があることに注意する必要がある。
P1CPは，現在は試薬製造中止により測定不能。
BCE：bone collagen equivalent（骨コラーゲン相当量）
※1：BAP基準値（活性値，EIA）：7.9〜29.0 U/L（閉経前，30〜44歳女性）
※2：1CTP骨転移マーカーのカットオフ値として4.5 ng/mL未満
※3：TRACP-5b基準値：女性（閉経前）基準値についてはYAM（30〜44歳，閉経前女性）を用いているが，閉経前女性の基準値は120〜440 mU/dL
※4：尿中ペントシジン（HPLC）の値として　年齢63.0±9.4歳（女性432例）で42.6±17.7 pmol/mg・Crとの報告がある[7]。

7 骨代謝マーカーの保険点数と保険適用条件

POINTS

- 骨吸収マーカーの保険適用条件は，骨粗鬆症の薬剤治療方針の選択時に1回，その後6ヵ月以内の薬剤効果判定時に1回に限り，また薬剤治療方針を変更後6ヵ月以内に1回に限り認められている．
- 骨吸収マーカーのうちCTXは，薬剤治療方針を変更後には算定できない．
- TRACP-5bは骨粗鬆症を含む代謝性骨疾患に広く保険適用となっている．

KEYWORDS 骨代謝マーカー，保険適用，保険点数

保険適用条件と保険点数は

骨粗鬆症診療での測定が保険収載されている骨代謝マーカーの保険点数（2018年4月改定）と保険適用条件を表1に示した[1,2]．

保険適用上の制約は

骨代謝マーカーは骨粗鬆症診療で測定可能となったが，その測定についてはいくつかの保険診療上の制約がある[1]．骨粗鬆症における骨代謝マーカー測定のおもな目的は，臨床的に骨粗鬆症と診断された患者の骨代謝状態を評価し，治療薬の選択と治療効果を判定することである．このことを反映して，骨吸収マーカー（DPD，NTX，TRACP-5b）については「治療開始前と開始後6ヵ月以内にそれぞれ1回に限り」，また「薬剤治療方針を変更したときは変更後6ヵ月以内に1回に限り」，治療効果評価のための測定が認められている．

CTXの保険適用は，「骨粗鬆症におけるホルモン補充療法，ビスホスホネート療法など，骨吸収抑制能を有する薬剤療法の治療効果判定または治療経過観察」に限られている．すなわち，「治療開始前においては1回，その後は6ヵ月以内に1回に限り算定できる」が，DPD，NTX，TRACP-5bのように「薬剤治療方針変更後は算定することができない」ので使用に際しては注意を要する．sCTXとuCTXを併用した場合は，主たるもののみ算定できる．

TRACP-5bは骨粗鬆症を含む代謝性骨疾患などに広く保険適用となっている．なお，TRACP-5bとNTX，OCまたはDPDを併せて実施した場合は，いずれか1つのみを算定することになっている．

（三浦雅一）

表1 骨粗鬆症診療で保険収載されている骨代謝マーカーの保険点数と保険適用条件（2018年4月現在）

マーカー	保険点数	保険適用条件
骨形成マーカー		BAP，Intact P1NP，ALPアイソザイム（PAG電気泳動法）およびtotal P1NPのうち2項目以上を併せて実施した場合は，主たるもののみ算定する．
BAP	161	
Intact P1NP	168	
total P1NP	170	
骨吸収マーカー		NTXおよびDPDは，原発性副甲状腺機能亢進症の手術適応の決定，副甲状腺機能亢進症手術後の治療効果判定，または骨粗鬆症の薬剤治療方針の選択に際して実施された場合に算定する．なお，骨粗鬆症の薬剤治療方針の選択時に1回，その後6月以内の薬剤効果判定時に1回に限り，また薬剤治療方針を変更したときは変更後6月以内に1回に限り算定できる．NTX，OCまたはDPDを併せて実施した場合は，いずれか1つのみ算定する．
DPD	191	
sNTX	156	
uNTX	156	
sCTX	170	CTXは，骨粗鬆症におけるホルモン補充療法，ビスホスホネート療法など，骨吸収抑制能を有する薬剤療法の治療効果判定または治療経過観察において算出できる．ただし，治療開始前においては1回，その後は6月以内に1回に限り算定できる．sCTXとuCTXを併せて実施した場合は，主たるもののみ算定する．
uCTX	169	
TRACP-5b	156	TRACP-5bは，代謝性骨疾患および骨転移（代謝性骨疾患や骨折の併発がない肺癌，乳癌，前立腺癌に限る）の診断補助として実施した場合に1回，その後6月以内の治療経過観察時の補助的指標として実施した場合に1回に限り算定できる．また，治療方針を変更した際には変更後6月以内に1回に限り算定できる．TRACP-5bとNTX，OCまたはDPDを併せて実施した場合は，いずれか1つのみ算定する．
骨マトリックス（基質）関連マーカー		骨粗鬆症におけるビタミンK_2薬の治療選択目的で行った場合，または治療経過観察を行った場合に算定できる．ただし，治療開始前においては1回，その後は6月以内に1回に限り算定できる．
ucOC	162	

※OCの保険適用条件：続発性副甲状腺機能亢進症の手術適応の決定および原発性または続発性の副甲状腺機能亢進症による副甲状腺（上皮小体）腺腫過形成手術後の治療効果判定に際して実施した場合にのみ算定できる．

文献

1) 生化学的検査（Ⅱ）D008 内分泌学的検査．医科診療報酬点数表 平成30年4月版．社会保険研究所．338-41, 2018

2) 中央社会保険医療協議会 総会．別紙1-1(医科診療報酬点数表)：第3部検査（生化学的検査（Ⅱ））．厚生労働省．2018．http://www.mhlw.go.jp/stf/shingi2/0000193003.html

8 測定結果の表示

POINTS

- 血中骨代謝マーカーの検査結果は濃度あるいは活性で表示され，尿中骨代謝マーカーは，随時尿の検体を用いるため，クレアチニン値で補正した結果が表示される。
- 濃度や活性の値で表示するほかに，基準値のもととなった平均値に対する割合や基準値平均からの隔たりを，標準偏差（SD）を単位として表示する方法もある。
- 骨吸収マーカーに対する骨形成マーカーの比（骨形成/骨吸収）は，測定誤差が大きいため使われていない。
- LSC は MSC × 2.77 で求められる。
- 骨代謝マーカーの経時変化は，治療前値に対する変化率（%）で表示される。また，有意な変化が認められたかどうかの判定には，MSC あるいは LSC が使われるが，わが国では MSC で判断されている。

KEYWORDS 基準値，測定誤差，MSC，LSC

測定結果の表示は

血中骨代謝マーカーの測定結果は，試料単位容積中の濃度あるいは活性で表示されるが，基準値のもととなった平均値に対する割合や隔たりの程度による表示も考えられる（**表1**）。

骨形成マーカーである BAP は $\mu g/L$，total P1NP や Intact P1NP も $\mu g/L$ で表示される。一方，血中骨吸収マーカーである NTX は nmol BCE/L，CTX は ng/mL，TRACP-5b は mU/dL で表示されるが，尿中骨吸収マーカーは尿中クレアチニンで補正されるため，uNTX は nmol BCE/mmol・Cr（BCE: bone collagen equivalent），DPD は nmol/mmol・Cr，uCTX は $\mu g/mmol・Cr$ で表示される。骨マトリックス（基質）関連マーカーである ucOC は ng/mL で表示される（第2章6：表1）。

このように，骨代謝マーカーの検査結果は数字で表示されるので，すでに公表されている基準値に比べて，骨代謝が亢進しているか，基準内であるか，あるいは低いのかを判断できる。しかし，基準値幅がかな

表1 検査結果の表示方法

測定結果の表示	
測定値（濃度・活性）：	ng/mL，mU/dL，$\mu g/L$
若年者平均に対する割合：	%
若年者平均からの隔たり：	標準偏差（SD）

経時変化の表示	
測定値（濃度・活性）：	ng/mL，mU/dL，$\mu g/L$
前回測定値に対する割合：	%
MSC を超える変化：	YES/NO
LSC を超える変化：	YES/NO

り大きいため[1]，高値例や低値例と明確に判定できる症例は限られている。欧州における閉経前女性の血清 P1NP や CTX の基準値を比較した結果[2]によると，上限値は下限値の 5 ～ 7 倍とかなり幅広く，測定値が異常であるとの判断をする場合は注意する必要がある。この基準値幅の広いことが，骨折リスク評価ツールである FRAX® の因子に骨代謝マーカーを導入できない理由の一つかもしれない。

臨床検査薬メーカーや測定を行っている登録衛生検査所間で検体の取り扱いや測定方法，さらには標準物質が異なるため，キットメーカーや測定検査所が変わると基準値が異なる。同じ検体を異なった検査機関で測定したところ，検査キットの違い，自動免疫測定法（自動免疫測定装置）と用手法（マニュアル）による測定の違いにより，測定結果には大きな違いのあることが報告されている[3]。

また，least significant change (LSC) による治療効果判定では，骨形成マーカーは25%以上，骨吸収マーカーは60〜80%程度の変化が必要との報告もある[4]。しかし，total P1NP および sCTX に関し，検査前の変動を少なくするための提言[5]，さらに自動免疫測定装置の導入により，検査誤差が少なくなりつつあり，骨代謝マーカーによる治療効果の評価がより科学的になると思われる。今後も，科学的信頼性を高めるためのメタ解析に向けた国際的な標準化が求められている[2]（**第1章3参照**）。

骨代謝マーカーの測定結果を実臨床で用いる際，基準値に対して測定結果がどのあたりにあるかを図示すると，数字で示すよりも患者にはわかりやすい。また，単に基準値を3区分し，基準内高値域，基準内中央域，基準内低値域のような区分表示をして，骨代謝状態をさらに細かく視覚的に示せば（**図1**），患者の理解のみならず，一般診療医の理解も飛躍的に深まると思われる。

骨代謝マーカー間の測定方法の統一標準化ができていないため，それぞれのマーカーの基準値のもととなった平均値からの隔たりを，標準偏差（SD）を単位として表示する方法も考えられる。さまざまな骨代謝マーカーが普及している現状で，骨代謝マーカー間の共通の物差しとして，このような SD 単位表示の臨床的意義はある。しかし，マニュアル測定による測定誤差の影響や，基準値を得るための対象が検査間で異なることもあり，1SD単位の幅が広く，臨床研究には利用できても，実臨床への応用にはもう少し時間を要する。

骨密度の評価においては，若年成人平均値（YAM）に対する割合やそれからの隔たりが用いられている。骨代謝マーカーの分野においても，今後利用される可能性はある。なお，骨吸収マーカーに対する骨形成マーカーの比（骨形成/骨吸収）を表示する方法は，臨床

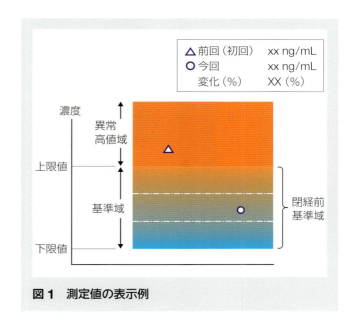

図1 測定値の表示例

的に興味深いものの，測定誤差がさらに大きくなるため，医療現場では使われていない。

経時変化の表示は

骨代謝マーカー測定の目的は，骨折予防，骨粗鬆症治療開始の決定，治療薬選択，治療効果判定，服薬順守評価などがおもなものである。強力な骨吸収抑制薬による治療の場合は，過剰治療の有無の評価への応用も期待されている。

治療効果を骨代謝マーカー値により判断するためには，治療開始から一定期間後に再測定して，その濃度（活性値）が基準値域にどの程度近づいたか，あるいは治療前に対する比（%）が測定変動を上回るかどうかを見る必要がある（**図2**）。

前後の測定値の差を基にした判断も可能であるが，判断基準がないため，今のところ科学性の高い判断はできない。患者の理解のためには，経過観察前後の結果を図示することで，治療効果について患者の理解を深めることはできる（**図1**）。ただし，科学的な判断をするためには，以下に記載するような MSC や LSC よりも大きい変動を示した場合に，有意変化ありと判断する（**図2**）。また，経口ビスホスホネート薬[6]等の治療の服薬順守状態も判断できる。

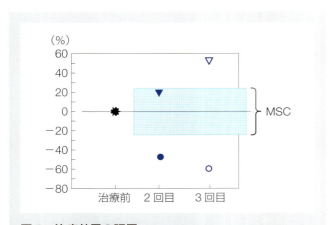

図 2　治療効果の評価
治療前，2 回目，3 回目の測定結果を示す．MSC を超える変化があれば，変化があったと判定（●，▽，○）．

1. MSC（minimum significant change）

　MSC は一定期間における変化が測定誤差を超える変化であると判断する基準の一つで，％で表示される．MSC は一定期間に検体を複数回測定したときの平均および標準偏差から，標準偏差／平均（％）で求められる．MSC を超える変化があれば，統計学的に有意な変化があったと判断できる．ただし，MSC は標準偏差を基に算出されるために，測定回数が多いほど小さくなる．一方，測定間隔が長い場合は，生理的変動のみならず季節変動，さらに測定者変更などの測定に影響する因子が増加し，MSC は大きくなる．

　前後でそれぞれ 2 回ずつ測定した平均値に基づいて得られた MSC は小さくなり，より正確な評価ができる．しかし，この方法は臨床研究としては可能であるが，実臨床では保険上の測定回数の制約から，前後の各 1 回の測定値から判断する必要があり，MSC を小さくするには限界がある．「骨代謝マーカーの適正使用ガイドライン（2012 年版）」では[7]，それぞれのマーカーの MSC が具体的な数値として表示されているが，公表されている MSC は，現実の臨床評価方法よりも短期間の間に，しかも，2 回以上の測定により求められたものであり，その値は現実の MSC よりも小さいことを理解しておく必要がある（**巻末資料：表 A**）．

2. LSC（least significant change）

　LSC も一定期間に有意な変化があったかどうかを判断する一つの基準である．LSC は $1.96 \times \sqrt{2} \times$ MSC（MSC × 2.77）で求められ，MSC よりも大きいことから，LSC で判断するほうが判断の信頼性が高まる．最近は自動分析などの普及により，sCTX や P1NP の測定変動が小さくなり，治療効果判断に LSC が利用されるようになってきた[5]．Intact P1NP や sCTX の LSC を用いると，無治療で 3 ヵ月目に評価した場合，97.5％はこの基準内に収まり，臨床的利用が可能とされている．実際それぞれの LSC は 38％，56％で，経口ビスホスホネート薬服用前に比べて，3 ヵ月後に LSC を超える症例は Intact P1NP では 84％，sCTX では 87％である[8]．しかし，わが国の現状では測定変動が大きく，LSC を上回る変化をきたす症例はかなり限られるため，基準の緩い MSC で判断している．

（三木隆己）

文献

1) Li M, Li Y, Deng W, et al: Chinese bone turnover marker study: reference ranges for C-terminal telopeptide of type I collagen and procollagen I N-terminal peptide by age and gender. PLoS One 9(8):e103841,2014
2) Morris HA, Eastell R , Jorgensen NR, et al; IFCC-IOF Working Group for Standardisation of Bone Marker Assays (WG-BMA): Clinical usefulness of bone turnover marker concentrations in osteoporosis. Clin Chim Acta 467:34-41,2017
3) Kanterewicz E, Peris P, Puigoriol E, et al: Distribution of serum β CTX in a population-based study of postmenopausal women taking into account different anti-osteoporotic therapies (the FRODOS Cohort). J Bone Miner Metab 31(2):231-9,2013
4) Seibel MJ: Biochemical markers of bone turnover: part I: biochemistry and variability. Clin Biochem Rev 26(4):97-122,2005
5) Szulc P, Naylor K, Hoyle NR, et al; National Bone Health Alliance Bone Turnover Marker Project: Use of CTX-I and PINP as bone turnover markers: National Bone Health Alliance recommendations to standardize sample handling and patient preparation to reduce pre-analytical variability. Osteoporos Int 28(9):2541-56,2017
6) Diez-Perez A, Naylor KE, Abrahamsen B, et al: International Osteoporosis Foundation and European Calcified Tissue Society Working Group. Recommendations for the screening of adherence to oral bisphosphonates. Osteoporos Int 28(3):767-74,2017
7) 日本骨粗鬆症学会骨代謝マーカー検討委員会：骨粗鬆症診療における骨代謝マーカーの適正使用ガイドライン（2012 年版）．Osteoporosis Jpn 20(1):33-55,2012
8) Naylor KE, Jacques RM, Paggiosi M, et al: Response of bone turnover markers to three oral bisphosphonate therapies in postmenopausal osteoporosis: the TRIO study. Osteoporos Int 27(1):21-31,2016

第3章
骨代謝マーカーの適正使用

1 骨代謝マーカーによる骨量低下と骨折リスク評価

2 骨代謝マーカーによる骨粗鬆症治療薬の選択と特性

　1）骨吸収抑制薬

　2）骨形成促進薬

　3）その他

3 骨代謝マーカーによる骨粗鬆症治療薬の効果判定

　1）評価可能な骨代謝マーカーと治療薬の組み合わせ

　2）治療効果判定における適切な骨代謝マーカーの測定時期

1 骨代謝マーカーによる骨量低下と骨折リスク評価

POINTS

- 骨代謝マーカーは，骨密度と関連があるがその関連は弱いので，骨粗鬆症のスクリーニングに利用するには十分とはいえない。
- 骨代謝マーカーの高値から将来の骨密度低下を予測できるが，その骨量減少速度の程度を判別できるだけの十分な関連はない。
- 骨代謝マーカーの値の骨折予測力は強いものではないが，将来の骨折を予測しうる。

KEYWORDS 骨粗鬆症，fast bone loss，骨密度低下，骨折リスク

骨代謝マーカーと骨密度との関係は

骨代謝マーカーの高値に反映される全身の骨代謝回転の亢進は骨量減少と関連していると考えられ，骨代謝マーカーと骨密度の関係について古くから多くの検討がなされている。日本人を対象とした報告では，OC，PYD，DPDと，骨密度および椎体骨折との関連が調べられ，DPDのみ腰椎および大腿骨頸部骨密度と関連があり，椎体骨折との関連は認められなかった[1]。日本人女性1,100例を対象にした調査では，uNTXと腰椎骨密度は逆相関し，閉経後女性に比べて閉経前女性のほうが相関関係は強かったが，それでも相関係数は r = −0.299 であった[2]。国内外の多くの横断調査により，骨代謝マーカーで骨密度をどの程度予測できるか，骨粗鬆症のスクリーニングに利用できるかなどが検討されているが，報告によって骨密度と関係する骨代謝マーカーに違いがあり，またその関連は弱く，骨代謝マーカーによって骨粗鬆症を判別することはできない。

骨代謝マーカーで骨量減少を予測できるか

閉経後女性において，高骨代謝回転は急速な骨量減少と関連している。骨代謝マーカー測定値からその後の骨量減少を予測できるかどうかについても多くの報告がある。閉経後早期の女性604例について，uNTXと閉経期における fast bone loss（急速な骨量減少）との関連が検討された[3]。uNTXが1SD上昇するごとに fast bone loser のリスクは，閉経移行期には44％，閉経移行期から閉経後早期の全期間では50％高くなり，uNTXは閉経移行期から閉経後早期にかけての fast bone loser の判別に有効であった。

日本人を対象として骨代謝マーカーにより骨粗鬆症の発症を予測できるかどうかを検討するため，40歳以上の男女400例を10年間追跡したコホート調査[4]によると，男性ではIntact P1NPが1SD高いと骨粗鬆症発症リスクは2.8倍であった。女性ではP1NPが1SD高いと骨粗鬆症発生リスクは1.65倍，uCTXで1.8倍，sNTXで1.96倍，DPDで1.4倍であった。日本人女性1,153例を3年間追跡したコホート調査[5]によると，OC，uCTX，BAP，free DPD（EIA），total DPD（HPLC）の中で，OC，total DPDが骨粗鬆症発症と関連した。OC値により対象を3群に分ける

と，最も OC 値が高いグループは最も低いグループに比べ骨粗鬆症発症リスクが 6.4 倍高かった。

最近では，骨代謝マーカーは骨密度低下との関係だけでなく，腸骨海綿骨の骨形態学的指標との関連も報告されている。閉経後女性 370 例において，BAP と Intact P1NP は，骨形成の静および動態的パラメーターと有意に関連し，sCTX はすべての骨吸収パラメーターと関連した[6]。

男性若年者（平均年齢 18 歳，817 例）を 5 年間追跡した調査[7]では，OC は全身，腰椎，橈骨の面骨密度と（areal bone mineral density: aBMD），骨塩量（bone mineral content: BMC）の増加，橈骨の皮質横断面積（cortical cross-sectional area）と海綿骨の体積骨密度（volumetric BMD: vBMD）の増加の予測因子で，NTX は腰椎，橈骨の BMC および全身，橈骨の aBMD の変化の予測であった。

多くの研究から，骨代謝マーカーは骨密度低下の予測因子であることが認められ，最近では骨代謝マーカーと骨構造，骨形態計測パラメーターとの関連も報告されている。しかし，それぞれの研究によって骨代謝マーカーの種類，予測力は異なり，骨代謝マーカーの値で個人の骨量減少の程度を判別できるだけの十分な関係はないと考えられている。

骨代謝マーカーから骨折リスクを予測できるか

骨代謝マーカーの値から骨粗鬆症性骨折を予測できるかどうかについても多くの報告がある。日本人の閉経後女性 522 例を対象に 10 間年追跡して，BAP，OC，CTX，total DPD と椎体骨折リスクとの有意な関係が報告された[8]。閉経後 5 年以内の女性では，骨密度で補正後も BAP が 1 SD 上昇すると椎体骨折リスクは 1.4 倍に高まった。その他のアジアの国においても，シンガポールの中国人を対象にした大腿骨近位部骨折の症例対照研究では，OC，Intact P1NP，CTX，NTX は大腿骨近位部骨折と有意に関連し，容量反応関係を認めた[9]。

2000〜2010 年の PubMed のデータベースを用いて，前向き研究における骨代謝マーカーと骨折リスクとの関係が文献レビューされた[10]。骨代謝マーカーと骨折との関連が認められていない報告もあるものの，多くの研究で骨吸収マーカー，骨形成マーカーから有意に骨折リスクを予測できることが示された。いくつかの研究においては，骨吸収マーカーは骨密度と独立して骨折と関連した。男性についての報告は少ないが，男性においても骨代謝マーカーは骨折予測に有用であろうと考えられる。

国際骨粗鬆症財団（IOF）と欧州石灰化組織学会（European Calcified Tissue Society: ECTS）は，sCTX と P1NP を標準骨代謝マーカーとしているが，この 2 つのマーカーによる骨折リスク予測を横断調査を含めた 10 の文献からメタ解析した（第 3 章 2-1)-c 参照）。骨密度で補正しない場合，P1NP の 1SD 低下あたり，骨折リスクは 1.23 倍（図 1），sCTX では 1.18 倍（図 2）になった。2 つの骨代謝マーカーの骨折リスク予測力は小さいものの有意であった[11]。

最近の男性についての報告では，70〜89 歳の男性 4,248 例を対象に，total OC，ucOC，sCTX，total P1NP と骨折発生との関係が調べられた。男性においても骨代謝マーカーから骨折を予測でき，sCTX，total P1NP よりも total OC によって大腿骨近位部骨折がよりよく予測できた[12]。

2017 年に国際臨床化学連合（IFCC）と IOF のワーキンググループ（IFCC-IOF WG-BMA）が発表したレ

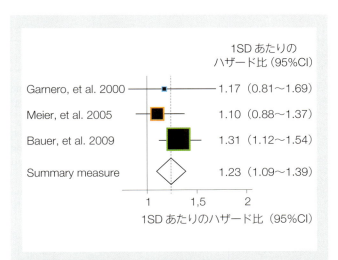

図1　sP1NPと骨折リスクとの関係
Johansson H, et al. Calcif Tissue Int 94(5):560-7,2014
© 2014 Springer Science+Business Media New York. Reprinted with permission from Springer Nature.

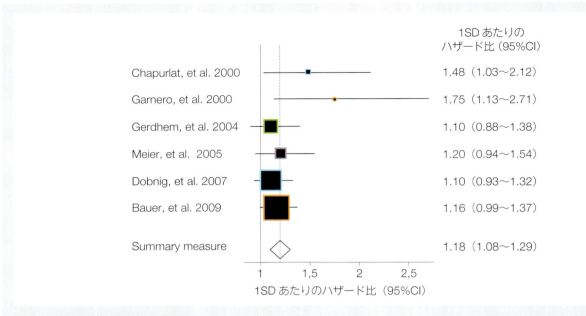

図2 sCTXと骨折リスクとの関係
Johansson H, et al. Calcif Tissue Int 94(5):560-7,2014
© 2014 Springer Science+Business Media New York. Reprinted with permission from Springer Nature.

ビュー「骨粗鬆症における骨代謝マーカーの臨床的有用性」[13]（**第1章3参照**）では，骨代謝マーカーは弱いものの骨折を予測する能力があるとまとめている。研究ごとに測定法の違いがあり，各マーカーの骨折の予測能力は一貫してはいないが，有用な骨代謝マーカーとして，骨形成マーカーはBAP，P1NP，P1CP，OC，骨吸収マーカーは1CTP，CTX，NTX，PYD，DPD，CTXをあげている。

（藤原佐枝子）

文献

1) Nakaoka D, Sugimoto T, Kaji H, et al: Determinants of bone mineral density and spinal fracture risk in postmenopausal Japanese women. Osteoporos Int 12(7):548-54,2001
2) Taguchi Y, Gorai I, Zhang G, et al: Differences in bone resorption after menopause in Japanese women with normal or low bone mineral density: quantitation of urinary cross-linked N-telopeptides. Calcif Tissue Int 62(5):395-9,1998
3) Shieh A, Ishii S, Greendale GA, et al: Urinary N-telopeptide and rate of bone loss over the menopause transition and early postmenopause. J Bone Miner Res 31(11):2057-64,2016
4) Yoshimura N, Muraki S, Oka H, et al: Biochemical markers of bone turnover as predictors of osteoporosis and osteoporotic fractures in men and women: 10-year follow-up of the Taiji cohort. Mod Rheumatol 21(6):608-20,2011
5) Iki M, Morita A, Ikeda Y, et al: Biochemical markers of bone turnover may predict progression to osteoporosis in osteopenic women: the JPOS Cohort Study. J Bone Miner Metab 25(2):122-9,2007
6) Chavassieux P, Portero-Muzy N, Roux JP, et al: Are biochemical markers of bone turnover representative of bone histomorphometry in 370 postmenopausal women? J Clin Endocrinol Metab 100(12):4662-8,2015
7) Darelid A, Nilsson M, Kindblom JM, et al: Bone turnover markers predict bone mass development in young adult men: a five-year longitudinal study. J Clin Endocrinol Metab 100(4):1460-8,2015
8) Tamaki J, Iki M, Kadowaki E, et al: Biochemical markers for bone turnover predict risk of vertebral fractures in postmenopausal women over 10 years: the Japanese Population-based Osteoporosis (JPOS) Cohort Study. Osteoporos Int 24(3):887-97,2013
9) Dai Z, Wang R, Ang LW, et al: Bone turnover biomarkers and risk of osteoporotic hip fracture in an Asian population. Bone 83:171-7,2016
10) Vasikaran S, Eastell R, Bruyère O, et al: Markers of bone

turnover for the prediction of fracture risk and monitoring of osteoporosis treatment: a need for international reference standards. Osteoporos Int 22(2):391-420, 2011

11) Johansson H, Odén A, Kanis JA, et al: A meta-analysis of reference markers of bone turnover for prediction of fracture. Calcif Tissue Int 94(5):560-7,2014

12) Chubb SAP, Byrnes E, Manning L, et al: Reference intervals for bone turnover markers and their association with incident hip fractures in older men: the health in men study. J Clin Endocrinol Metab 100(1):90-9,2015

13) Morris HA, Eastell R, Jorgensen NR, et al; IFCC-IOF Working Group for Standardization of Bone Marker Assays (WG-BMA): Clinical usefulness of bone turnover marker concentrations in osteoporosis. Clin Chim Acta 467:34-41,2017

2 骨代謝マーカーによる骨粗鬆症治療薬の選択と特性

1）骨吸収抑制薬
a．女性ホルモン薬

POINTS

- 閉経後骨粗鬆症の原因は卵巣機能の低下から起こる急激な女性ホルモン（エストロゲン）の減少であり，骨粗鬆症治療薬として女性ホルモン薬は骨密度を上昇させ，脆弱性骨折の発生を抑制するとともに，亢進した骨代謝回転を抑制する。
- ホルモン補充療法（HRT）による骨粗鬆症治療では，治療開始時の骨代謝マーカー値が高いほど骨密度上昇効果が大きい。
- HRT開始後の骨吸収マーカーの抑制が大きいほど，その後の骨密度上昇が大きい。

KEYWORDS エストロゲン，ホルモン補充療法（HRT）

閉経が骨代謝回転に及ぼす影響は

閉経後骨粗鬆症はエストロゲンの急激な低下が主因で骨代謝が亢進し，骨量が減少することにより骨折のリスクが高まった状態である。骨粗鬆症という疾患概念は1941年，Albright[1]が骨軟化症や線維性骨炎とは区別される疾患として記載し，その原因はエストロゲンの低下にあることを示した。その後，臨床研究の進展と骨塩定量の技術的進歩などを背景に，骨粗鬆症の概念および定義も大きく変化した。現在では骨粗鬆症は，性差を超えて，エストロゲンの低下から起こる，骨リモデリングの亢進に起因する骨密度の低下，構造劣化，二次石灰化度の低下，酸化ストレスや糖化亢進により骨の脆弱性が高まる疾患とされている。発症機序から考えれば原発性骨粗鬆症，とくに閉経後骨粗鬆症には女性ホルモン薬を使用する根拠が十分に存在する。

ホルモン補充療法（hormone replacement therapy：HRT）は閉経後の女性に女性ホルモン薬を投与して，閉経前と同様の骨代謝回転に戻すことにより骨密度を上昇させる治療法である。したがって閉経前後での骨代謝状態を知ることは重要である。健常日本人女性で45～55歳の集団を閉経の前後で2群に分け，エストロゲン欠乏が骨代謝回転に及ぼす影響をみた報告では，閉経後は閉経前に比較して腰椎骨密度は約10％低下した[2]。このことから，閉経により骨代謝回転は著明に亢進し，骨吸収が骨形成を上回るために，閉経後は骨密度が急激に低下することがわかる。

HRT開始時の骨代謝マーカーの評価は

治療開始前の骨代謝マーカーの値により，HRTを施行した際の治療効果を予想できるかどうかは臨床上重要な問題である。HRT開始時の骨代謝マーカーの基礎値を四分位数により層別解析し，治療効果との関係をみた報告[3]で，骨吸収マーカーではuNTXのみが，骨形成マーカーではOCのみが，基礎値と1年後の腰椎骨密度変化率とが有意な相関を示した。しかし，いずれの骨代謝マーカーの基礎値も，大腿骨近位部の骨密度変化率とは有意な相関を認めなかった（図1）。

HRT による治療効果の判定は

　骨量測定により HRT の効果を判定するには，少なくとも 1～2 年の期間を要するが，骨代謝マーカーの変化からはより速くできる。骨密度の上昇率と骨代謝マーカーの抑制率は正の相関を示すため，骨代謝マーカーの抑制率が治療効果判定の指標となる。閉経後女性 569 例に 2 年間エストラジオールパッチを用いた HRT では，3 ヵ月後の骨吸収マーカー変化率および実測値と 2 年後の腰椎骨密度変化率との間で有意な相関を認めた[4]。治療開始後 3 ヵ月の sCTX および uCTX の変化率と実測値から，それぞれ単独で 2 年後の腰椎骨密度を予測できるが，OC では 6 ヵ月の実測値からのみ予測可能であり，BAP では変化率，実測値のいずれを用いても予想できなかった（**表 1**）。治療開始後 2 年の時点で腰椎骨密度の上昇率が 2.26％ 以上の治療反応例を，90％ 以上の特異度で識別できる骨代謝マーカーの，治療開始後 3 ヵ月，6 ヵ月でのカットオフ値を求めた。骨形成マーカーである BAP の変化率の感度は約 50％ で，実測値と変化率の両者を用いると感度は 64％ に上昇した。骨吸収マーカーでは，uCTX が治療開始後 3 ヵ月で 33％ 以上低下すると感度は 60％，6 ヵ月で 53％ 以上低下すると感度は 68％ となる（**図 2**）。

　Chesnut ら[5] の報告では，HRT 開始 6 ヵ月後の uNTX 値を四分位数に層別したところ，6 ヵ月間の HRT 施行にて uNTX 値が最も低下した群では腰椎骨密度が最も上昇した。すなわち HRT による骨吸収抑制により uNTX 値が大きく低下した患者では骨密度上昇効果が高いことを示している（**図 3**）。

　閉経後骨粗鬆症では，その発症機序からエストロゲン補充が考慮されるべきであるが，慎重投与・禁忌症例があること，不正性器出血などの合併症から，婦人科医以外では使用に抵抗があり，「骨粗鬆症の予防と治療ガイドライン 2015 年版」では更年期障害を有する患者において使用を考慮するとされている。骨粗鬆症に対して女性ホルモン薬を使用する場合には，骨代謝マーカーを用いることにより，治療効果の予測や判定が可能である。

（茶木　修）

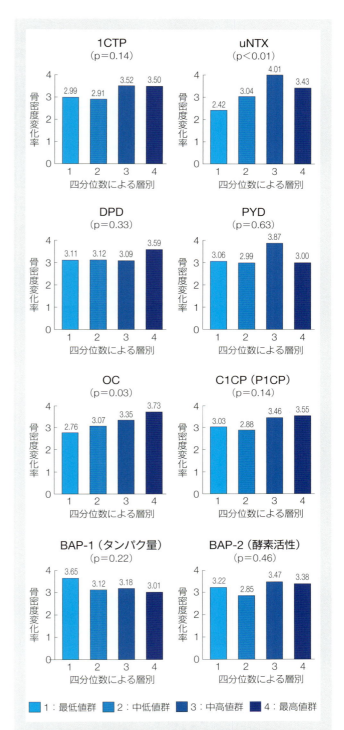

図 1　腰椎骨密度の変化率と治療開始前の骨代謝マーカー基礎値の四分位数による層別解析
Marcus R, et al. J Bone Miner Res 14(9):1583-95, 1999
© 1999 American Society for Bone and Mineral Research. Reprinted with permission from John Wiley and Sons.

第3章 骨代謝マーカーの適正使用

表1 HRTを行った閉経後女性の骨代謝マーカーの3ヵ月，6ヵ月後の変化率あるいは実測値と，2年後の腰椎骨密度の変化率との相関

		3ヵ月		6ヵ月	
		% decrease	actual values	% decrease	actual values
BAP	r	− 0.07	− 0.12	− 0.43	− 0.13
	p	0.21	0.02	< 0.001	0.01
OC	r	− 0.14	− 0.12	− 0.40	− 0.11
	p	0.006	0.002	0.001	< 0.04
sCTX	r	− 0.51	− 0.32	—	—
	p	< 0.001	< 0.001		
uCTX	r	− 0.52	− 0.38	− 0.58	− 0.48
	p	< 0.001	< 0.001	< 0.001	< 0.001

n = 374 〜 388
Delmas PD, et al. Bone 26(6):553-60,2000
© 2000 Elsevier Science Inc. Reprinted with permission from Elsevier.

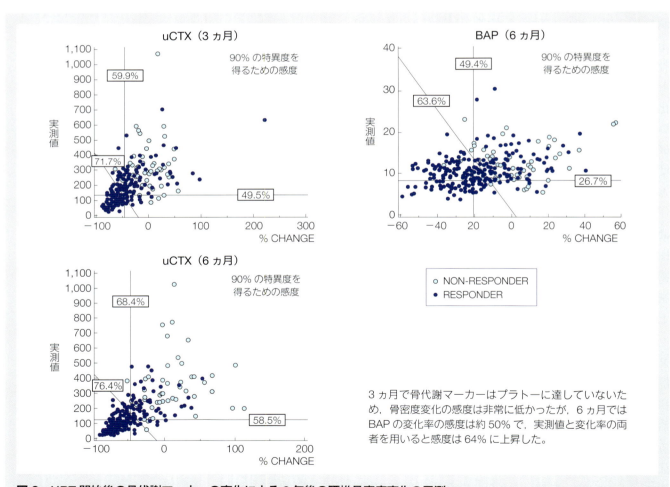

3ヵ月で骨代謝マーカーはプラトーに達していないため，骨密度変化の感度は非常に低かったが，6ヵ月ではBAPの変化率の感度は約50%で，実測値と変化率の両者を用いると感度は64%に上昇した。

図2 HRT開始後の骨代謝マーカーの変化による2年後の腰椎骨密度変化の予測
Delmas PD, et al. Bone 26(6):553-60,2000
© 2000 Elsevier Science Inc. Reprinted with permission from Elsevier.

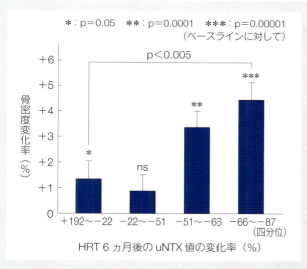

図3 HRT開始6ヵ月後のuNTX値の変化率と1年後の骨密度変化率

Chesnut CH III, et al. Am J Med 102(1):29-37,1997
© 1997 Excerpta Medica Inc. Reprinted with permission from Elsevier.

文献

1) Albright F, Smith PH, Richardson AM: Postmenopausal osteoporosis: Its clinical features. JAMA 116(22):2465-74,1941
2) Taguchi Y, Gorai I, Zhang MG, et al: Differences in bone resorption after menopause in Japanese women with normal or low bone mineral density: quantitation of urinary cross-linked N-telopeptides. Calcif Tissue Int 62(5):395-9,1998
3) Marcus R, Holloway L, Wells B, et al: The relationship of biochemical markers of bone turnover to bone density changes in postmenopausal women: results from the Postmenopausal Estrogen/Progestin Interventions (PEPI) trial. J Bone Miner Res 14(9):1583-95,1999
4) Delmas PD, Hardy P, Garnero P, et al: Monitoring individual response to hormone replacement therapy with bone markers. Bone 26(6):553-60,2000
5) Chesnut CH III, Bell NH, Clark GS, et al: Hormone replacement therapy in postmenopausal women: urinary N-telopeptide of type I collagen monitors therapeutic effect and predicts response of bone mineral density. Am J Med 102(1):29-37,1997

2 骨代謝マーカーによる骨粗鬆症治療薬の選択と特性

1）骨吸収抑制薬

b. 活性型ビタミン D_3 誘導体

POINTS

- エルデカルシトールは骨代謝マーカー値を低下させるが，基準値以下への過度の抑制は認められない。
- 骨代謝マーカー値が基準値以下には抑制されないことから，エルデカルシトールの治療効果は評価できるが治療効果の程度までは評価できない可能性がある。
- エルデカルシトールはビスホスホネート薬との併用下でより付加的な影響を及ぼす。

KEYWORDS　エルデカルシトール，骨代謝回転，骨吸収抑制

エルデカルシトールとは

活性型ビタミン D_3 薬エルデカルシトール［2β-(3-hydroxypropyloxy)-calcitriol］は，活性型ビタミン D_3 (calcitriol: 1α,25-dihydroxy vitamin D_3) の誘導体であり，活性型ビタミン D_3 薬の有するカルシウム代謝改善作用および骨代謝改善作用を有し，骨粗鬆症治療薬として使用されている。

エルデカルシトールは活性型ビタミン D_3 薬であるアルファカルシドールを対照とした国内第Ⅲ相試験において，骨密度上昇効果，骨折抑制効果が検証されている[1]。「骨粗鬆症の予防と治療ガイドライン2015年版」によると，エルデカルシトールの骨粗鬆症治療薬としての有効性の評価は，「骨密度：上昇効果がある，椎体骨折：抑制する，非椎体骨折：抑制するとの報告がある，大腿骨近位部骨折：抑制するとの報告はない」であり，骨粗鬆症患者全般に使用可能とされている[2]。

本項ではエルデカルシトールを取り上げ，その骨代謝マーカーへの影響について述べる。

骨代謝マーカー値に影響するか

Matsumotoらの報告[3]では，骨粗鬆症患者219例を対象に，プラセボを対照としてエルデカルシトール0.5，0.75，1.0 μg/日のそれぞれの投与群にランダムに割り付けて，12ヵ月後に骨代謝マーカー値を評価したところ，エルデカルシトール投与群では，BAP，OCの値はベースライン値と比べて有意に低下し，低下率はプラセボと比べて有意に大きかった（**図1**）。この傾向はuNTXにおいても認められ，とくにエルデカルシトール1.0 μg/日の投与群においては，uNTXの低下はベースライン，プラセボと比べて有意であった[3]。

さらに，骨粗鬆症患者1,087例をランダムにエルデカルシトール群とアルファカルシドール群に割り付けた二重盲検実薬対照第Ⅲ相臨床試験の3年間の観察の事後解析の結果，エルデカルシトール群では，BAP，Intact P1NP，uNTX値が速やかに低下したとの報告[4]がある。この解析では，ベースライン時の骨代謝マーカー値により対象を高骨代謝回転，中骨代謝回転，低骨代謝回転の3群に分けてエルデカルシトールを投与し，その後のBAP，Intact P1NP，uNTX値の変化を

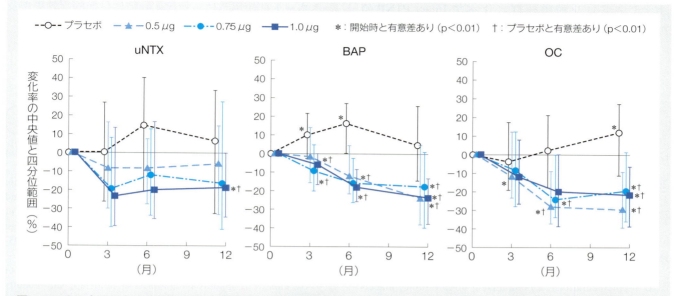

図1 エルデカルシトール投与による骨代謝マーカーの変化
Matsumoto T, et al. J Clin Endocrinol Metab 90(9):5031-6,2005
© 2005 The Endocrine Society. Reprinted with permission from Oxford University Press.

みたところ，いずれの群でも骨代謝マーカー値は速やかに低下し，3年間の観察期間中，基準値内を維持したことがわかった[4]。エルデカルシトールは事前の骨代謝マーカー値にかかわらず亢進した骨吸収・骨形成を抑制するが，基準値を下回るような過度な抑制は認められない。

これらエビデンスレベルの高いランダム化二重盲検試験の結果から，エルデカルシトールによる治療は骨代謝マーカー値を低下させることが明らかになった。

骨代謝マーカー値で治療効果を評価できるか

以上の検討結果から，骨代謝マーカーの変化によりエルデカルシトールの治療効果を評価することは可能である。低骨代謝回転の患者でもエルデカルシトールの効果が期待できるが，骨代謝マーカー値が低下した後は基準値の範囲を維持する[4]との解析結果からは，骨代謝マーカー値の変化の度合いは他の骨吸収薬の場合と比べて緩やかであることが示唆される。そのため，治療効果の有無は評価できても，治療効果の程度の評価は困難である。

併用療法において骨代謝マーカー値に影響するか

エルデカルシトールは骨粗鬆症患者全般に用いることが可能であり，投与前の骨代謝マーカー値にかかわらず効果が期待でき，また骨代謝マーカー値の過度の抑制がないことから，他の骨粗鬆症治療薬との併用で処方されることも多い。Sakaiらによる，原発性骨粗鬆症患者219例をアレンドロン酸（35 mg/週）＋エルデカルシトール（0.75 μg/日）群と，アレンドロン酸（35 mg/週）＋天然型ビタミンD（400 IU/日）＋カルシウム（610 mg/日）群にランダムに割り付けて48週間観察したe-ADVANCED studyでは，アレンドロン酸＋エルデカルシトール群はアレンドロン酸＋天然型ビタミンD＋カルシウム群に比して，骨吸収マーカー値（sCTX, uNTX, TRACP-5b）と，骨形成マーカー値（BAP, Intact P1NP）のいずれも有意に抑制された[5]。

さらに，Ebinaらは，骨粗鬆症患者193例をミノドロン酸単独群，ミノドロン酸＋ビタミンK併用群，ミノドロン酸＋エルデカルシトール併用群の3群に割り付け，12ヵ月観察した[6]。その結果，治療開始3ヵ月後にミノドロン酸＋エルデカルシトール併用群で

は，ミノドロン酸単独群に比べて Intact P1NP 値，TRACP-5b 値，ucOC 値が有意に低下していた[6]。

これらの結果から，エルデカルシトールはビスホスホネート薬使用時に，骨代謝回転に付加的な効果を及ぼすことが示唆される。

（吉村典子）

文献

1) Matsumoto T, Ito M, Hayashi Y, et al: A new active vitamin D3 analog, eldecalcitol, prevents the risk of osteoporotic fractures: a randomized active comparator, double-blind study. Bone 49(4):605-12,2011
2) 骨粗鬆症の予防と治療ガイドライン作成委員会（編）．骨粗鬆症の予防と治療ガイドライン 2015 年版．ライフサイエンス出版．92-3,2015
3) Matsumoto T, Miki T, Hagino H, et al: A new active vitamin D, ED-71, increases bone mass in osteoporotic patients under vitamin D supplementations: a randomized, double-blind, placebo-controlled clinical trial. J Clin Endocrinol Metab 90(9):5031-6,2005
4) Shiraki M, Saito H, Matsumoto T: Eldecalcitol normalizes bone turnover markers regardless of their pre-treatment levels. Curr Med Res Opin 28(9):1547-52,2012
5) Sakai A, Ito M, Tomomitsu T, et al; e-ADVANCED Study Group: Efficacy of combined treatment with alendronate (ALN) and eldecalcitol, a new active vitamin D analog, compared to that of concomitant ALN, vitamin D plus calcium treatment in Japanese patients with primary osteoporosis. Osteoporos Int 26(3):1193-202,2015
6) Ebina K, Noguchi T, Hirao M, et al: Comparison of the effects of 12 months of monthly minodronate monotherapy and monthly minodronate combination therapy with vitamin K2 or eldecalcitol in patients with primary osteoporosis. J Bone Miner Metab 34(3):243-50,2016

2 骨代謝マーカーによる骨粗鬆症治療薬の選択と特性
1）骨吸収抑制薬
c. ビスホスホネート薬

POINTS

- ビスホスホネート薬による治療では，骨吸収マーカーを治療前と治療開始3～6ヵ月後に測定する。
- 早期の治療効果判定ではMSCを基準とする。
- 骨吸収マーカーに有意な変化がなく，服薬状況にも問題がなければ薬剤の変更を考慮する。
- 骨代謝マーカーは，ビスホスホネート薬による治療のコンプライアンスの評価，アドヒアランスの改善に有用である。
- 骨代謝マーカーは，ビスホスホネート薬による非定型大腿骨骨折や顎骨壊死の予測に有用ではない。
- 骨代謝マーカーは，ドラッグホリデー中の薬物治療再開の指標に利用できる。

KEYWORDS ビスホスホネート薬，MSC，モニタリング，コンプライアンス，アドヒアランス，ドラッグホリデー

ビスホスホネート薬の選択と治療効果予測は

ビスホスホネート薬には服薬方法や投与間隔などが異なる豊富な種類の製剤があり，選択の幅が広がったことにより，服薬アドヒアランスの改善が期待できるとともに，治療効果の向上も予想される。ビスホスホネート薬による治療における骨代謝マーカーについては豊富な臨床報告が蓄積されており，最適な治療薬の選択，早期の治療効果判定やアドヒアランスの改善などに応用が期待されており，骨代謝マーカーの測定は必須の検査といえる。

一般に骨吸収の亢進は骨密度の低下と密接に関連することから，骨代謝マーカーは骨密度や既存骨折とは独立した骨折の予測因子と考えられており，骨吸収マーカーが高値の場合には，骨吸収抑制効果の高い治療薬を投与する根拠となる[1]。ゾレドロン酸の試験で3年間のプラセボ投与からゾレドロン酸に切り替えた群において，大腿骨骨密度の上昇率が最も大きかったのは切り替え前のtotal P1NPの最高値群で，反対に最も低い群では骨密度上昇率が低く，治療前のtotal P1NP値と治療後の骨密度上昇は相関していた[2]。一方，アレンドロン酸では投与開始6ヵ月後の骨代謝マーカー（uNTX，BAP）の低下率が大きいほど骨密度上昇率が高かったが，治療前の骨代謝マーカー値との相関はなかった[3]。3種の経口ビスホスホネート薬（アレンドロン酸，リセドロン酸，イバンドロン酸）の前向き研究では，sCTXでは相関は認められないものの，治療前のIntact P1NP値が高いほど12週後のIntact P1NP値の低下率は大きく，治療前値と低下率は相関していた（図1，2）[4]。

このように，ビスホスホネート薬の種類と骨代謝マーカーの組み合わせによって骨密度や骨代謝マーカーの反応は異なっており，骨代謝マーカーの治療前値から薬物療法の効果を予測する方法は未だ確立されておらず，骨代謝マーカーによる治療薬の選択に関するエビデンスの集積が必要である。

第3章 骨代謝マーカーの適正使用

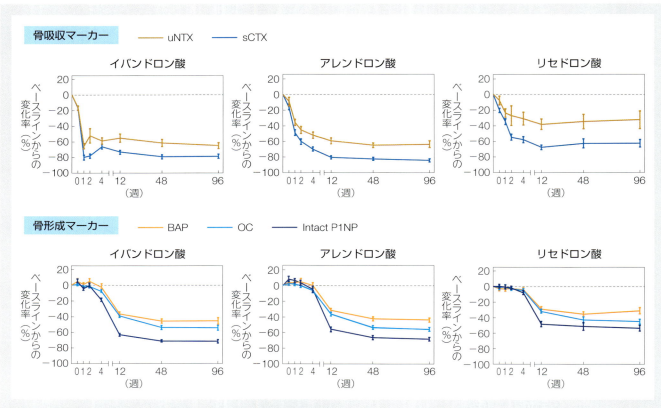

図1 経口ビスホスホネート薬による骨代謝マーカーの変化率
Naylor KE, et al. Osteoporos Int 27(1):21-31, 2016
© 2015 International Osteoporosis Foundation and National Osteoporosis Foundation. Reprinted with permission from Springer Nature.

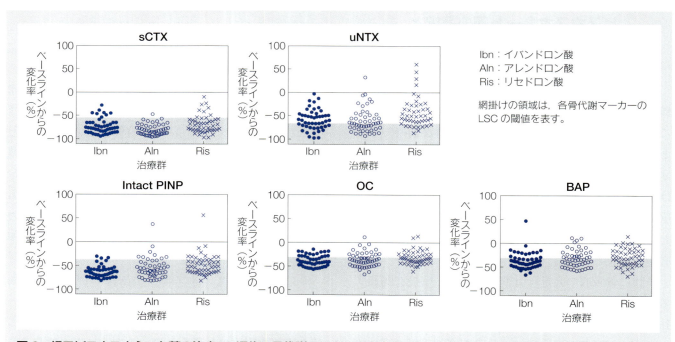

図2 経口ビスホスホネート薬の治療12週後の骨代謝マーカーの変化率
Naylor KE, et al. Osteoporos Int 27(1):21-31, 2016
© 2015 International Osteoporosis Foundation and National Osteoporosis Foundation. Reprinted with permission from Springer Nature.

治療のモニタリング：治療効果の判定は

経口ビスホスホネート薬の吸収率は非常に低く，空腹時に服用するなど服薬方法も煩雑であり，そのコンプライアンスの評価は治療の効果を十分に発揮させるためにも重要な課題である（図3）。骨代謝マーカーは治療開始後早期に低下するため，その評価は現在の治療を継続するべきか否かを判断するための最も早い時点での根拠となる。このため，治療開始時と一定期間後に測定を行い，MSCを超える変化を示した場合は有意な変化と判断する[5]。また，治療前に骨代謝マーカーを測定していない場合には，治療後に測定したマーカー値がその基準値内であったり，若年者の平均値よりも低い場合に効果ありと判定される[4,5]。

経口剤ではアレンドロン酸とイバンドロン酸はリセドロン酸よりも骨代謝マーカー値の低下がより早くかつ大きく，Naylorらの検討では，投与12週後では80％以上の患者で治療効果ありと判定された[4]。一般に骨吸収マーカーは骨形成マーカーよりも早期に低下し，また，週1回製剤よりも月1回，年1回製剤のほうが低下の程度が大きく，経口剤より静注剤のほうが低下がより早い[4,6,7]。ZONE studyではゾレドロン酸静注後1週間でsCTXは速やかに低下したが，BAPは12週まで徐々に低下した[8]。

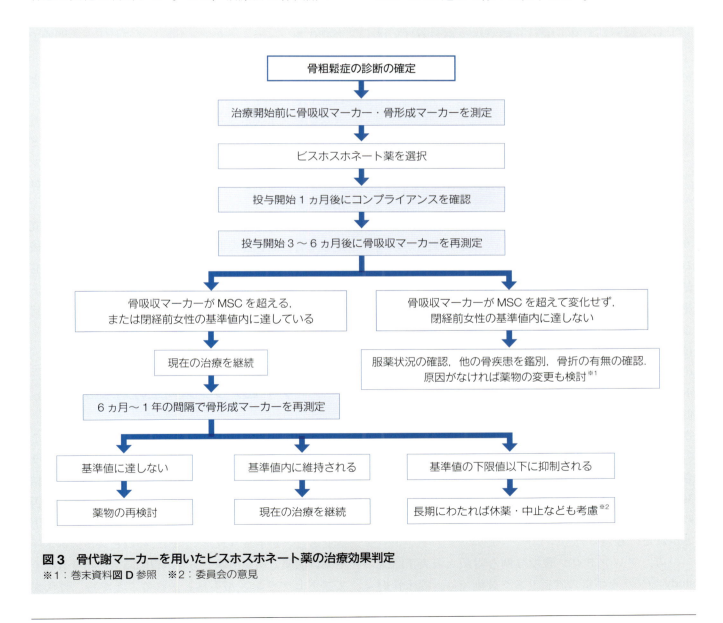

図3 骨代謝マーカーを用いたビスホスホネート薬の治療効果判定
※1：巻末資料図D参照　※2：委員会の意見

ビスホスホネート薬は破骨細胞による骨吸収を抑制するため，そのモニタリングでは一義的には骨吸収マーカーを治療後3〜6ヵ月の間隔で再測定する。長期投与ではカップリング作用により骨形成も抑制されることから，保険上の制約も考慮して，骨形成マーカーの測定が推奨される[5]。

検体採取時間を一定にして再測定を行ったにもかかわらず，骨代謝マーカーの値に有意な変化が認められない場合には，経口剤ではnon-responderとすぐに判断せず，吸収やコンプライアンスの不良，続発性骨粗鬆症を惹起する他の疾患が合併している可能性を考える。服薬状況などに問題がなければ薬物に対する反応性が低いと判断し，投与間隔の長い薬剤や静注剤，皮下注射剤など治療薬・剤形の変更を考慮する[9]。アレンドロン酸ないしリセドロン酸の経口剤でsCTXにより効果不十分と判断された例で，イバンドロン酸の静注剤によりCTX値が有意に低下したとの報告がある[10]。

治療のモニタリング：骨密度上昇と骨折抑制効果は

骨代謝マーカーの変化とその後の骨密度変化や骨折リスク低下との関連について，いくつかの報告がみられる。アレンドロン酸投与6ヵ月後の骨代謝マーカー値が最も低下した群では，3年後の腰椎と大腿骨の骨密度が最も上昇していた[3]。しかし，骨吸収抑制薬による骨折リスク低下を評価するうえでは，骨密度上昇はその一部を説明しているにすぎず，骨代謝マーカーのほうがよりよく説明しうるとされている[11]。アレンドロン酸やリセドロン酸では骨密度上昇で骨折リスク低下を説明できるのは，それぞれ11%，18%程度とされているが，リセドロン酸では尿中のNTXやCTXの変化でそれぞれ骨折リスク低下を54〜77%説明できると報告されている[11,12]。骨代謝マーカー値が30%以上低下すると骨折リスクが有意に低下し，一般にその低下が大きいほど骨折リスクの低下も大きいとされている[11,13,14]。

一方，アレンドロン酸投与例を対象としたFLEX studyのプラセボ群の骨折リスク評価では，臨床骨折発生と有意に関係していたのは年齢と治療前の大腿骨骨密度であり，1年後の大腿骨骨密度および骨代謝マーカー値の変化とは関係しなかった[15]。また，ゾレドロン酸のHORIZON-Pivotal Fracture Trial（PFT）の事後解析では，大腿骨骨密度の変化は非椎体骨折リスク低下の61%，新規椎体骨折リスク低下の39〜42%を説明可能であったとし，治療1年後のtotal P1NPの変化は新規椎体骨折リスク低下の58%を説明できた[16,17]。さらに，HORIZON-PFTと3年間のExtension試験のプラセボ群の事後解析でも，ベースライン時の指標として骨折予測に最も有用であったのは大腿骨骨密度で，次いでtotal P1NPであったが，治療1年後では骨密度よりも骨代謝マーカーのほうが骨折予測に優れていた[18]。ビスホスホネート薬投与後の骨代謝マーカーの変化と骨折リスク低下との関連では有意に相関するとの報告は多くなく，その結果も一貫性に乏しい。治療中の骨代謝マーカー値は骨密度とは独立した因子として働くのかどうかは不明であり，さらにビスホスホネート薬の種類，投与方法，用いた骨代謝マーカーの種類やその測定時期，測定方法などがそれぞれ異なるなど，研究の異質性が大きく，サンプルサイズも小さいため，肯定的な結論を得ることは困難である。

また，骨折リスク低下を治療目標とした場合には亢進した骨代謝状態を抑制する必要があるため，治療後のマーカーの変化率よりも絶対値での評価のほうが有効とする考えもある[14,19,20]。今後，ビスホスホネート薬の種類，剤形別に骨折抑制のための各マーカーの目標値を検討する必要があろう。

アドヒアランス向上の効果は

骨代謝マーカーは比較的大きな変化を示すため，この変化を患者に提示することにより治療のアドヒアランスを高めることが期待できる。患者への肯定的な結果のフィードバックはアドヒアランスを向上させ，否定的な結果のフィードバックはアドヒアランスを低下させることが示唆された[21]。また，経口ビスホスホネート薬は服薬方法が煩雑であり，胃腸障害の頻度も高くてアドヒアランスが不良とされることから，骨代謝

マーカーによる経口ビスホスホネート薬のコンプライアンスやアドヒアランス不良の評価が推奨されている[22]。

有害事象（過度の骨吸収抑制，非定型大腿骨骨折，顎骨壊死）への応用は

骨代謝マーカー測定からみた過度の骨代謝抑制が問題になることがある。最も強力な骨吸収抑制活性を有するゾレドロン酸では，基準値の下限を下回る率はCTXで17.8%，BAPで1.7%，total P1NPで19%であった。また，基準値の下限を下回る群での骨折リスクの上昇はみられず，過剰抑制による病的骨折は生じていなかった[19]。アレンドロン酸のFLEX studyにおいても同様に過度の骨代謝抑制による骨折は報告されていないなど，骨代謝マーカーにおける過度の骨代謝抑制が病的骨折を生じるかどうかは今後の検討が必要である。

一方，非定型大腿骨骨折はビスホスホネート薬の投与期間が長いほど発生頻度が上昇するため，骨代謝抑制との関連が考えられている。しかし，本骨折例の骨代謝マーカー値は基準値内にあるとされ，診断におけるマーカーの有用性は認められていない[23, 24]。また，顎骨壊死の予測や診断における骨代謝マーカーの有用性についても否定的な報告がなされている[25, 26]。ビスホスホネート薬による骨代謝回転の過度の抑制は好ましいとはいえず，マーカーの基準値内に維持することが骨強度を維持するために重要であるという考えもあり，今後，骨代謝マーカーの適切な目標値の設定が望まれる。

ドラッグホリデーへの応用は

ビスホスホネート薬の長期投与では非定型大腿骨骨折や顎骨壊死の発生が危惧されるため，経口剤では5年，ゾレドロン酸静注剤では3年投与した時点でドラッグホリデー（休薬）を考慮することが提唱されている[9, 27, 28]。アレンドロン酸やゾレドロン酸の長期投与後の骨代謝マーカー値と，休薬後の骨密度の低下との間に相関はみられなかった[17, 29]。骨密度の変化は小さいため，休薬中における薬物治療再開の判断の指標としては骨代謝マーカーが有用であり，マーカーの基準値を上回る骨吸収の再亢進がみられた場合が想定されている[9]。しかし，再開に関する判断基準のエビデンスは現時点ではほとんどない。

（市村正一）

文献

1) Vasikaran S, Eastell R, Bruyère O, et al: Markers of bone turnover for the prediction of fracture risk and monitoring of osteoporosis treatment: a need for international reference standards. Osteoporos Int 22(2):391-420,2011
2) Eastell R, Boonen S, Cosman F, et al: Relationship between pretreatment rate of bone loss and bone density response to once-yearly ZOL: HORIZON-PFT extension study. J Bone Miner Res 30(3):570-4,2015
3) Greenspan SL, Resnick NM, Parker RA, et al: Early changes in biochemical markers of bone turnover are associated with long-term changes in bone mineral density in elderly women on alendronate, hormone replacement therapy, or combination therapy: a three-year double-blind, placebo-controlled, randomized clinical trial. J Clin Endorinol Metab 90(5):2762-7,2005
4) Naylor KE, Jacques RM, Paggosi M, et al: Response of bone turnover makers to three oral bisphosphonate therapies in postmenopausal osteoporosis: the TRIO study. Osteoporos Int 27(1):21-31,2016
5) Nishizawa Y, Ohta H, Miura M, et al: Guidelines for the use of bone metabolic markers in the diagnosis and treatment of osteoporosis (2012 edition). J Bone Miner Metab 31(1):1-15,2013
6) Saag K, Linsay R, Kriegman A, et al: A single zoledronic acid infusion reduces bone resorption markers more rapidly than weekly oral alendronate in postmenopausal women with low bone mineral density. Bone 40(5): 1238-43,2007
7) Hadji P, Gamerdinger D, Spieler W, et al: Rapid Onset and Sustained Efficacy (ROSE) study: results of a randomized, multicenter trial comparing the effect of zoledronic acid or alendronate on bone metabolism in postmenopausal women with low bone mass. Osteoporos Int 23(2):625-33,2012
8) Nakamura T, Fukunaga M, Nakano T, et al: Efficacy and safety of once-yearly zoledronic acid in Japanese patients with primary osteoporosis: two-year results from a randomized placebo-controlled double-blind study (ZOledroNate treatment in Efficacy

to osteoporosis; ZONE study). Osteoporos Int 28(1):389-98,2017
9) Camacho PM, Petak SM, Binkley N, et al: American association of clinical endocrinologists and American college of endocrinology clinical practice guidelines for the diagnosis and treatment of postmenopausal osteoporosis-2016—Executive Summary. Endocr Pract 22(9):1111-8,2016
10) Bae SJ, Kim B-J, Lim KH, et al: Efficacy of intravenously administered ibandronate in postmenopausal Korean women with insufficient response to orally administered bisphosphonates. J Bone Miner Metab 30(5):588-95,2012
11) Vasikaran S, Eastell R, Bruyere O, et al: Markers of bone turnover for the prediction of fracture risk and monitoring of osteoporosis treatment: a need for international reference standards. Osteoporos Int 22(2):391-420,2011
12) Eastell R, Barton I, Hannon RA, et al: Relationship of early changes in bone resorption to the reduction in fracture risk with risedronate. J Bone Miner Res 18(6):1051-6,2003
13) Bauer DC, Garnero P, Hochberg MC, et al: Pretreatment levels of bone turnover and the antifracture efficacy of alendronate: the fracture intervention trial. J Bone Miner Res 21(2):292-9,2006
14) Eastell R, Hannon RA, Garnero P, et al: Relationship of early changes in bone resorption to the reduction in fracture risk with risedronate: review of statistical analysis. J Bone Miner Res 22(11):1656-60,2007
15) Bauer DC, Schwartz A, Palermo L, et al: Fracture prediction after discontinuation of 4 to 5 years of alendronate therapy: the FLEX study. JAMA Intern Med 174(7):1126-34,2014
16) Jacques RM, Boonen S, Cosman F, et al: Relationship of changes in total hip bone mineral density to vertebral and nonvertebral fracture risk in women with postmenopausal osteoporosis treated with once-yearly zoledronic acid 5mg: the HORIZON-Pivotal Fracture Trial (PFT). J Bone Miner Res 27(8):1627-34,2012
17) Cosman F, Cauley JA, Eastell R, et al: Reassessment of fracture risk on women after 3 years of treatment with zoledronic acid: when is it reasonable to discontinue treatment ? J Clin Endocrinol Metab 99(12):4546-54,2014
18) Bell KJ, Hayen A, Glasziou P, et al: Potential usefulness of BMD and bone turnover monitoring of zoredronic acid therapy among women with osteoporosis: secondary analysis of randomized controlled trial data. J Bone Mine Res 31(9):1767-73,2016
19) Delmas PD, Munoz F, Black DM, et al: Effects of yearly zoledronic acid 5 mg on bone turnover markers and relation of P1NP with fracture reduction in postmenopausal women with osteoporosis. J Bone Miner Res 24(9):1544-51,2009
20) Eastell R, Pigott T, Gossiel F, et al: DIAGNOSIS OF ENDOCRINE DISEASE: Bone turnover markers: are they clinically useful ? Eur J Endocrinol 178(1):R19-R31,2018
21) Delmas PD, Vrijens B, Eastell R, et al: Effect of monitoring bone turnover markers on persistence with risedronate treatment of postmenopausal osteoporosis. J Clin Endocrinol Metab 92(4):1296-304,2007
22) Diez-Perez A, Naylor KE, Abrahamsen B, et al: International Osteoporosis Foundation and European Calcified Tissue Society Working Group. Recommendations for the screening of adherence to oral bisphosphonates. Osteoporos Int 28(3):767-74,2017
23) Shane E, Burr D, Ebeling PR, et al: Atypical subtrochanteric and diaphyseal femoral fractures: report of a task force of the American Society for Bone and Mineral Research. J Bone Miner Res 25(11):2267-94,2010
24) Franceschetti P, Bondanelli M, Caruso G, et al: Risk factors for development of atypical femoral fractures in patients on long-term oral bisphosphonate therapy. Bone 56(2):426-31,2013
25) Khan AA, Morrison A, Hanley DA, et al: Diagnosis and management of osteonecrosis of the jaw: a systematic review and international consensus. J Bone Miner Res 30(1):3-23,2015
26) Dal Prá KJ, Lemons CA, Okamoto R, et al: Efficacy of the C-terminal telopeptide test in predicting the development of bisphosphonate-related osteonecrosis of the jaw: a systematic review. Int J Oral Maxillofac Surg 46(2):151-6,2017
27) Adler RA, El-Hajj FuleihanG, Bauer DC, et al: Managing osteoporosis in patients on long-term bisphosphonate treatment: report of a task force of the American Society for Bone Mineral Research. J Bone Miner Res 31(1):16-35,2016
28) Villa JC, Gianakos A, Lane JM: Bisphosphonate treatment in osteoporosis: optimal duration of therapy and the incorporation of a drug holiday. HSS J 12(1):66-73,2016
29) McNabb BL, Vittinghoff E, Schwartz AV, et al: BMD changes and predictors of increased bone loss in postmenopausal women after a 5-year course of alendronate. J Bone Miner Res 28(6):1319-27,2013

2 骨代謝マーカーによる骨粗鬆症治療薬の選択と特性

1）骨吸収抑制薬

d. SERM

POINTS

- SERM 使用時の骨代謝マーカーの低下は，窒素含有ビスホスホネート薬と比べて軽度なので，その特性を理解したうえでの臨床活用が必要である。
- SERM による骨密度の増加は軽度であるが，過度な骨代謝抑制がなく，骨質の劣化が阻止され，骨質が改善されることによる骨強度の増加が見込まれる。
- SERM の骨作用にはエストロゲン様作用のほかに抗酸化作用，ホモシステイン低下作用，架橋パターン正常化作用など複合的な効果が認められている。

KEYWORDS　SERM，エストロゲン様作用，骨代謝回転，骨質改善効果

SERM 使用時の骨代謝マーカーの変動は

選択的エストロゲン受容体モジュレーター（selective estrogen receptor modulator: SERM）の開発はタモキシフェンに始まる。タモキシフェンは抗エストロゲン作用による乳癌の予防・治療薬として臨床応用されているが，子宮内膜に対しては部分的にアゴニストとしての作用を有している。一方，ラロキシフェンは乳癌や子宮内膜癌のリスクを上昇させずに骨代謝および脂質代謝に対してエストロゲン様作用を示し，骨粗鬆症を治療する薬物として，わが国では 2004 年に臨床使用が可能となり，これまで多くの骨粗鬆症患者に使用されてきた。

その後，SERM は有効性と安全性におけるさらなる改善を目的としてバゼドキシフェンが開発され，わが国では 2010 年に発売された。SERM の第 1 世代をタモキシフェン，第 2 世代をラロキシフェンとするならば，バゼドキシフェンは第 3 世代と考えられている。

一方，骨代謝マーカーは骨粗鬆症の診断や治療効果の判定に臨床応用されている[1,2]。本項では骨代謝マーカーの本来の用途である治療効果判定を中心にして，SERM 使用時の効果判定における骨代謝マーカーの変動について概説する。

1. ラロキシフェン

ラロキシフェンにおける大規模試験としては，25 ヵ国で 80 歳以下の閉経後骨粗鬆症患者 7,705 例を対象として，3 年間の新規骨折発生率を検討した MORE 試験[3]がある。測定された骨代謝マーカーは OC，uCTX，BAP，P1CP で，骨形成・骨吸収マーカーともに治療開始後 6 ヵ月で，プラセボと比較して有意な低下が認められている（図 1）。なお，このときの 3 年間の骨密度増加率は腰椎が平均約 3％，大腿骨が平均約 1％で，アレンドロン酸やリセドロン酸などの窒素含有ビスホスホネート薬よりも少ない。しかし，ラロキシフェンの椎体骨折抑制効果は窒素含有ビスホスホネート薬と同等と考えられている[4]。

この機序について Weinstein ら[5]は，骨代謝回転は複合的指標に影響を与え，骨強度に影響を及ぼすとしている。すなわち，骨代謝回転が高すぎると低骨量，骨構造の劣化により骨強度が低下し，骨代謝回転が低すぎるとマイクロダメージの蓄積，過度の骨石灰化で

第3章　骨代謝マーカーの適正使用

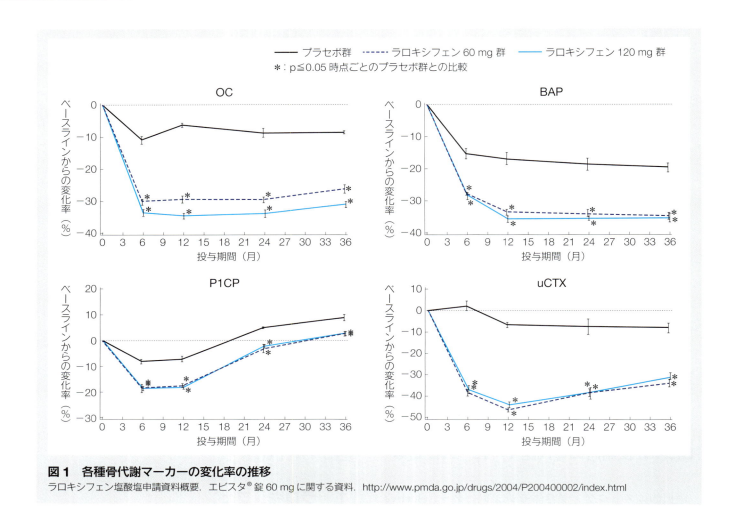

図1 各種骨代謝マーカーの変化率の推移
ラロキシフェン塩酸塩申請資料概要．エビスタ®錠60 mgに関する資料．http://www.pmda.go.jp/drugs/2004/P200400002/index.html

骨基質が変化し，材質劣化から骨強度が低下するとしている。

一方，Sarkarら[6,7]は椎体骨折抑制効果について，骨密度の増加よりも骨代謝の改善が大きいとしている。すなわち，亢進していた骨代謝回転はラロキシフェンの投与により生理的範囲内に抑制され，骨形成と骨吸収の均衡が保たれ，二次石灰化を含む骨形成が正常に行われ，骨強度が改善されるという。以上から，SERMには窒素含有ビスホスホネート薬にはない骨質改善効果が示唆されている。

2. バゼドキシフェン

バゼドキシフェンの臨床試験としては，55～85歳の閉経後骨粗鬆症患者7,492例を対象に世界29ヵ国で行われた海外第III相臨床試験（301-WW試験）[8]が最大規模である。この試験では3年間における新規椎体骨折の発生は，プラセボと比較して42％減少したが，実薬対照であるラロキシフェンとは同等であった。一方，非椎体骨折抑制効果は，バゼドキシフェン投与の全体ではラロキシフェンとの間に有意差は認められなかった。

しかし，大腿骨頚部骨密度のTスコアが-3.0 SD以下，投与前に1ヵ所以上の中等度または高度の椎体骨折もしくは複数の軽度の椎体骨折が認められた患者1,772例（全症例7,492例の24％）を高リスク群として非椎体骨折の発生率を事後解析したが，プラセボと比較して50％，ラロキシフェン投与よりも44％有意に少なかった。なお，この試験における高リスク群とは，わが国におけるミノドロン酸およびエルデカルシトールの第III相臨床試験[9,10]と比べても，腰椎および大腿骨近位部骨密度は高く，椎体骨折保有率はほぼ同等で，かならずしも高リスクではなく，国内第III相臨床試験とほぼ同じような病態であり，わが国では通常

の骨粗鬆症であることに注意を要する。

さらにこの高リスク群の投与期間別に非椎体骨折の累積発生率について再解析[11]したところ，バゼドキシフェンの非椎体骨折抑制効果はプラセボやラロキシフェンに比して投与6ヵ月から3年間にわたりより強く，投与初期（0〜6ヵ月）のほうがその傾向がより顕著であることが判明している。

301-WW試験では骨形成マーカーとしてOC，骨吸収マーカーとしてsCTXが投与3ヵ月から測定されているが，ラロキシフェン同様，バゼドキシフェン投与でも40％以上の有意な低下が認められている（図2）。

一方，腰椎および大腿骨頸部骨密度が骨粗鬆症には至っていない－1.0 SDから－2.5 SDの閉経後女性におけるバゼドキシフェン投与による骨代謝マーカーの変動をみた海外第Ⅲ相臨床試験（300-GL試験）[12]は301-WW試験の以前に行われているが，OCおよびsCTXの変動は301-WW試験と同様の結果が得られている。

さらに国内第Ⅲ相臨床試験（207-JA試験）[13]でも，海外試験同様に腰椎・大腿骨骨密度の有意な上昇とともに，sCTX，uNTX，sNTX，OCが測定されており，最初に測定された投与3ヵ月以降，有意な低下が認められ，この傾向は投与期間中継続されている（図3）。

SERM投与時に有用な骨代謝マーカーは

SERMによる骨粗鬆症治療では他の骨吸収抑制薬と同様，骨吸収マーカーが骨形成マーカーよりもより抑制されるが，窒素含有ビスホスホネート薬に比べるとその抑制の程度は軽度である。しかしその分，骨代謝は適度に保たれ，骨代謝回転は生理的な範囲内にとどまるので，骨密度よりも骨質をより改善することから新規骨折を抑制している可能性がある。

SERM投与時に使用され，有意な変化のあった骨

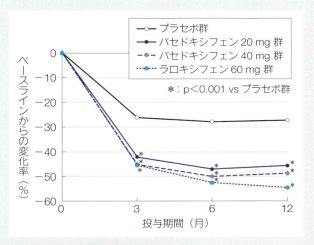

図2　sCTXの変化率の推移
バゼドキシフェン申請資料概要．ビビアント錠20 mgに関する資料．
http://www.pmda.go.jp/drugs/2010/P201000044/index.html

代謝マーカーとして，ラロキシフェンでは海外データからOC，P1CP，BAP，uCTX，国内データからuNTX，uCTX，OCがあげられる。この中でOCが骨折抑制効果の評価に有用であるといわれている[7]。またバゼドキシフェンでは海外データからsCTX，OCが，国内データからsCTX，OC，TRACP-5b，uNTX，sNTXが有用であるとされている。なお，わが国ではOCの測定は骨粗鬆症の保険診療では認められていないことに注意を要する。

SERMの場合，現在使用可能な骨代謝マーカーの低下は比較的軽度であるため，そのことを踏まえて臨床使用すべきである。一方で，SERMでは骨密度改善よりも骨質改善が示唆される[4]ので，今後の課題であるが，骨質を反映する骨質マーカーの登場が期待される。またSERMは骨に対するエストロゲン様作用，抗酸化作用，ホモシステイン低下作用，架橋パターン正常化作用などがあるとされているので，この点に関しても新たなエビデンスが必要である。

（太田博明）

第3章 骨代謝マーカーの適正使用

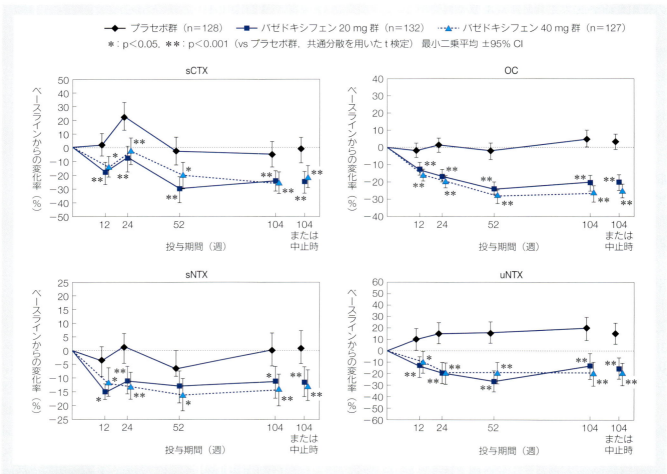

図3　各種骨代謝マーカーの変化率の推移
Itabashi A, et al. J Bone Miner Res 26(3):519-29,2011
© 2011 American Society for Bone and Mineral Research. Reprinted with permission from John Wiley and Sons.

文献

1) Rosen CJ, Chesnut CH 3rd, Mallinak NJ: The predictive value of biochemical markers of bone turnover for bone mineral density in early postmenopausal women treated with hormone replacement or calcium supplementation. J Clin Endocrinol Metab 82(6):1904-10,1997

2) Delmas PD, Eastell R, Garnero P, et al: The use of biochemical markers of bone turnover in osteoporosis. Committee of Scientific Advisors of the International Osteoporosis Foundation. Osteoporos Int 6:S2-17,2000

3) Ettinger B, Black DM, Mitlak BH, et al: Reduction of vertebral fracture risk in postmenopausal women with osteoporosis treated with raloxifene: results from a 3-year randomized clinical trial. Multiple Outcomes of Raloxifene Evaluation (MORE) Investigators. JAMA 282(7):637-45,1999

4) Cummings SR, Karpf DB, Harris F, et al: Improvement in spine bone density and reduction in risk of vertebral fractures during treatment with antiresorptive drugs. Am J Med 112(4):281-9,2002

5) Weinstein RS: True strength. J Bone Miner Res 15(4):621-5,2000

6) Sarkar S, Mitlak BH, Wong M, et al: Relationships between bone mineral density and incident vertebral fracture risk with raloxifene therapy. J Bone Miner Res 17(1):1-10,2002

7) Sarkar S, Reginster JY, Crans GG, et al: Relationship between changes in biochemical markers of bone turnover and BMD to predict vertebral fracture risk. J Bone Miner Res 19(3):394-401,2004

8) Silverman SL, Christiansen C, Genant HK, et al: Efficacy of bazedoxifene in reducing new vertebral fracture risk in postmenopausal women with osteoporosis: results from a 3-year, randomized, placebo-, and active-controlled clinical trial. J Bone Miner Res 23(12):1923-34,2008

9) Matsumoto T, Ito M, Hayashi Y, et al: A new active vitamin D3

analog, eldecalcitol, prevents the risk of osteoporotic fractures--a randomized, active comparator, double-blind study. Bone 49(4):605-12,2011

10) Matsumoto T, Hagino H, Shiraki M, et al: Effect of daily oral minodronate on vertebral fractures in Japanese postmenopausal women with established osteoporosis: a randomized placebo-controlled double-blind study. Osteoporos Int 20(8):1429-37,2009

11) Ohta H, Solanki J: Incorporating bazedoxifene into the treatment paradigm for postmenopausal osteoporosis in Japan. Osteoporos Int 26(3):849-63,2015

12) Miller PD, Chines AA, Christiansen C, et al: Effects of bazedoxifene on BMD and bone turnover in postmenopausal women: 2-yr results of a randomized, double-blind, placebo-, and active-controlled study. J Bone Miner Res 23(4):525-35,2008

13) Itabashi A, Yoh K, Chines AA, et al: Effects of bazedoxifene on bone mineral density, bone turnover, and safety in postmenopausal Japanese women with osteoporosis. J Bone Miner Res 26(3):519-29,2011

2 骨代謝マーカーによる骨粗鬆症治療薬の選択と特性

1) 骨吸収抑制薬

e. 抗RANKL抗体薬

POINTS

- デノスマブ投与後は，速やかに骨代謝マーカー（sCTX，TRACP-5b，P1NP，BAPなど）が低下する。
- マーカーの低下様式としては他の骨吸収抑制薬と同様に，骨吸収マーカーが先に低下し，骨形成マーカーがやや遅れて低下する。
- デノスマブはビスホスホネート薬よりも強力に骨代謝マーカーを低下させる。
- デノスマブの投与中止後は，短期間に骨代謝マーカーが上昇する。

KEYWORDS 抗RANKL抗体，デノスマブ，オーバーシュート

骨代謝マーカーによる本剤の選択は

骨粗鬆症治療に使用されている抗RANKL抗体薬は，デノスマブ（60 mg/6ヵ月）である。骨代謝マーカー，とくに骨吸収マーカーが基準値以上の高値を示す場合に，本剤の選択が考慮される（**巻末資料:図B**）。
治療開始時のsCTX値の三分位数で対象区分して検討した結果，デノスマブはsCTX値が高い群のほうが腰椎，大腿骨近位部，大腿骨頸部の骨密度上昇率が高いという報告がある[1]。

投与後の骨代謝マーカーの変動は

1. 第Ⅲ相試験とその延長試験

海外（FREEDOM試験）

海外第Ⅲ相試験の10年間にわたる延長試験によると，デノスマブは閉経後骨粗鬆症においてsCTXを投与1ヵ月後から低下させ，10年間にわたり閉経前基準値下限を維持していた[2]。また，Intact P1NPは，sCTXよりもやや遅れて低下し，sCTXと同様に10年間にわたり閉経前基準値下限を維持した（**図1**）。また，クロスオーバー群（プラセボからデノスマブへの切り替え群）においても，デノスマブ投与後は速やかにsCTXの低下とその後のIntact P1NPの低下が示された。
このように，デノスマブにおいて骨吸収マーカーが先に低下し，骨形成マーカーがやや遅れて低下するという骨吸収抑制薬に特徴的な変動様式が示されている。そのほかの骨代謝マーカーとして，TRACP-5b，BAPもデノスマブ投与後は速やかに低下する[3]。

国内（DIRECT試験）

わが国における第Ⅲ相試験とその延長試験では，デノスマブは投与1ヵ月後からsCTXを70.9％低下させ，その値が36ヵ月間にわたり維持された。また，BAPは投与1ヵ月後に9.8％，3ヵ月後に50.2％低下し，その値が36ヵ月間維持された[4]。

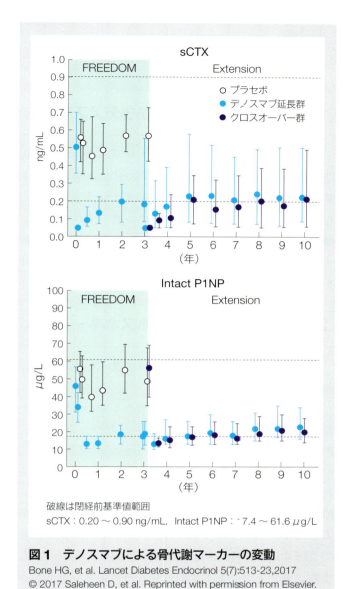

図1 デノスマブによる骨代謝マーカーの変動
Bone HG, et al. Lancet Diabetes Endocrinol 5(7):513-23, 2017
© 2017 Saleheen D, et al. Reprinted with permission from Elsevier.

2. 人種による違い

日本人は非日本人（多くは白人，他にヒスパニック，黒人を含む）と比較して，sCTX，uNTX，BAPの低下の程度，持続時間に顕著な相違は認められなかった[5]。また，骨吸収マーカーに遅れてBAPが4週後から低下する様式も日本人と非日本人のあいだで類似性が示された。

3. 骨量減少例，男性例

デノスマブは骨量減少の閉経後女性において，投与1ヵ月後から投与期間を通してsCTXをプラセボよりも有意に低下させた。P1NPはsCTXからやや遅れて低下し，その後一定の値が維持されていた[6]。

男性例においても，デノスマブは早期からsCTXを著明に低下させ，その値が維持されていた[7]。

4. ビスホスホネート薬との比較

閉経後女性を対象にデノスマブまたはアレンドロン酸（70 mg/週）を投与した結果，sCTXのベースラインからの低下は，投与12ヵ月後では両群間に有意差は認められなかった[8]。しかし，その間における測定時期（1, 3, 6, 9ヵ月後）では，デノスマブ群はアレンドロン酸群よりも有意に低下率が大きかった。一方，Intact P1NPはすべての測定時期（1, 3, 6, 9, 12ヵ月後）においてデノスマブ群はアレンドロン酸群よりも有意に低値を示した。Intact P1NPが最低値を示したのはデノスマブ群では3ヵ月後であったのに対し，アレンドロン酸群では9ヵ月後であった。この結果から，デノスマブはアレンドロン酸と比較して，早期から強力に骨代謝マーカーを低下させることが示された。

テリパラチドとの併用療法は

デノスマブとテリパラチドの併用の効果を検討した試験としてDATA study[9]とDATA-Switch studyがある[10]。この試験は，①テリパラチド（20 μg/日）を2年間投与後にデノスマブを2年間投与する群，②デノスマブを2年間投与後にテリパラチドを2年間投与する群，③デノスマブとテリパラチドを2年間併用後にデノスマブのみを2年間継続する群の3群において検討された。

はじめの2年間において，②デノスマブ単独群と③テリパラチド併用群では骨吸収マーカー（sCTX）が有意に低下した。その低下率は，②デノスマブ単

独群，③テリパラチド併用群で同程度であった。一方で骨形成マーカー（Intact P1NP, OC）は，③テリパラチド併用群では②デノスマブ単独群よりも低下率が小さい傾向が示された。すなわち，デノスマブとテリパラチドを併用すると，骨吸収マーカーの低下には差がないが，形成マーカーの低下が少ない傾向が示された。

テリパラチドとの逐次療法は

前述のDATA-Switch studyでは，テリパラチドからデノスマブ，デノスマブからテリパラチドの逐次療法も同時に検討された[10]。

1. テリパラチドからデノスマブへ

テリパラチド投与中はsCTXがベースラインと比較して有意に上昇したが，デノスマブに切り替え後は速やかに低下した。一方，テリパラチド投与中に上昇していたOCもデノスマブに切り替え後はsCTXよりもやや遅れて低下した。

2. デノスマブからテリパラチドへ

デノスマブ投与中は，骨吸収マーカー，骨形成マーカーはともに低下していた。テリパラチドへの切り替えによりOCはベースラインよりも6ヵ月後で275％，24ヵ月後で159％，sCTXは6ヵ月後で183％，24ヵ月後で42％の上昇がみられた[10]。このように，テリパラチドへ切り替え後は，sCTXは速やかに上昇しその後低下に転じる。この上昇様式は，テリパラチドの国内試験の報告でみられるsCTXの変動様式，すなわち3ヵ月後にベースラインよりも有意に上昇し，それが24ヵ月後も維持されるという変動とは異なる[11]。むしろデノスマブ中止による骨代謝回転の亢進であることが考えられるので，デノスマブからテリパラチドへ切り替えたときは，骨密度の変動とともに慎重な経過観察が必要である。

ビスホスホネート薬との逐次療法は

1. ビスホスホネート薬からデノスマブへ

ビスホスホネート薬からデノスマブへの逐次療法に関するいくつかの報告がある[12-15]。ビスホスホネート薬の投与歴のある例において，デノスマブまたは他のビスホスホネート薬（アレンドロン酸，イバンドロン酸，リセドロン酸，ゾレドロン酸）に切り替えた場合，デノスマブはビスホスホネート薬よりもsCTX, P1NPを有意に低下させることが報告されている。

2. デノスマブからビスホスホネート薬へ

デノスマブからビスホスホネート薬への逐次療法の報告は少ない。

デノスマブの後にゾレドロン酸を1回のみ投与した報告では，椎体骨折の発生はみられなかったものの，P1NPが十分に低下していないことが示唆された[16]。一方，FRAME試験（ロモソズマブまたはプラセボを1年間投与後，デノスマブ2年間投与）終了後，無治療の群では12ヵ月後のtotal P1NPが$79\pm7\,\mu g/L$であったが，ゾレドロン酸を投与した群では6ヵ月後で$23\pm4\,\mu g/L$，12ヵ月後で$47\pm8\,\mu g/L$であった[17]。また，デノスマブを1年間投与した後にアレンドロン酸を1年間投与した結果，骨代謝マーカーの上昇が抑えられたとする報告がある[18]。

いずれも少数例や短い観察期間による解析であり，デノスマブ後の治療法については今後の課題といえる[19]。

投与中止後の骨代謝マーカーの変動は

デノスマブを中止すると骨代謝マーカーが短期間にベースラインよりも上昇することが報告されている[6]。

デノスマブによる治療を24ヵ月間（0, 6, 12, 18ヵ月に投与）施行した後，投与中止後の経過を24ヵ月間，計48ヵ月間観察したDEFEND試験では，sCTXは27ヵ月後（デノスマブ最終投与から9ヵ月後）

にはベースライン値より高い値を示し，30ヵ月後にはベースラインよりも63％高い値に上昇した．その後は低下し，42ヵ月後にはプラセボ群と同程度まで低下した．また，P1NPは36ヵ月後にベースライン値よりも47％高い値まで上昇し，48ヵ月後にベースライン値まで低下した（図2）．

近年，デノスマブ中止後に頻度は多くないものの，多発椎体骨折が発生することが海外から報告された[20]．わが国でも2017年にデノスマブの添付文書が改訂され，「本剤治療中止後，骨吸収が一過性に亢進し，多発椎体骨折があらわれることがあるので，投与を中止する場合には，本剤治療中止後に骨吸収抑制薬の使用を考慮すること」という記載がなされた．したがって，デノスマブ中止後は骨代謝回転の亢進に注意が必要である．

このように，デノスマブを中止すると骨代謝マーカーは亢進するが，一方，ビスホスホネート薬の前治療がある例では，デノスマブ中止後の骨代謝マーカーの上昇が抑制されたとする報告がある[21]．ビスホスホネート薬の投与歴（平均6.9年）があり，複数回デノスマブを投与（平均4.1回，ビスホスホネート薬からデノスマブ投与までの平均期間25ヵ月）した後にデノスマブを中止したのは17例であり，そのうち14例はsCTX値が閉経前基準値内にとどまっていた．一方，ビスホスホネート薬の投与歴がなく，複数回（平均5回）デノスマブを投与した後に中止した12例ではデノスマブ中止から平均11.3ヵ月後のsCTX値が閉経前基準値の上限を上回っていた（平均114％）．

（髙田潤一）

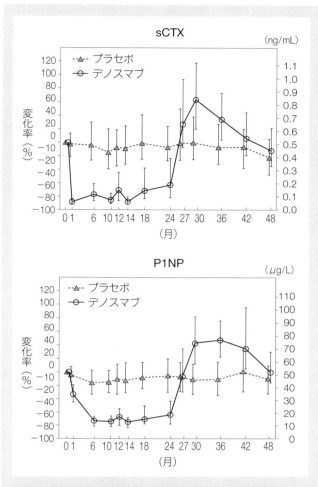

図2　デノスマブ中止後の骨代謝マーカーの変動
Bone HG, et al. J Clin Endocrinol Metab 96(4):972-80, 2011
© 2011 The Endocrine Society. Reprinted with permission from Oxford University Press.

文献

1) Roux C, Hofbauer LC, Ho PR, et al: Denosumab compared with risedronate in postmenopausal women suboptimally adherent to alendronate therapy: Efficacy and safety results from a randomized open-label study. Bone 58:48-54, 2014
2) Bone HG, Wagman RB, Brandi ML, et al: 10 years of denosumab treatment in postmenopausal women with osteoporosis: results from the phase 3 randomised FREEDOM trial and open-label extension. Lancet Diabetes Endocrinol 5(7) 513-23, 2017
3) Eastell R, Christiansen C, Grauer A, et al: Effects of denosumab on bone turnover markers in postmenopausal osteoporosis. J Bone Miner Res 26(3):530-7, 2011
4) Sugimoto T, Matsumoto T, Hosoi T, et al: Three-year denosumab treatment in postmenopausal Japanese women and men with osteoporosis: results from a 1-year open-label extension of the Denosumab Fracture Intervention Randomized Placebo Controlled Trial (DIRECT). Osteoporos Int 26(2):765-74, 2015
5) Kumagai Y, Hasunuma T, Padhi D: A randomized, double-blind, placebo-controlled, single-dose study to evaluate the safety, tolerability, pharmacokinetics and pharmacodynamics of denosumab administered subcutaneously to postmenopausal Japanese women. Bone 49(5):1101-7, 2011
6) Bone HG, Bolognese MA, Yuen CK, et al: Effects of denosumab

treatment and discontinuation on bone mineral density and bone turnover markers in postmenopausal women with low bone mass. J Clin Endocrinol Metab 96(4): 972-80,2011

7) Langdahl BL, Teglbjærg CS, Ho PR, et al: A 24-month study evaluating the efficacy and safety of denosumab for the treatment of men with low bone mineral density: results from the ADAMO trial. J Clin Endocrinol Metab 100(4):1335-42,2015

8) Brown JP, Prince RL, Deal C, et al: Comparison of the effect of denosumab and alendronate on BMD and biochemical markers of bone turnover in postmenopausal women with low bone mass: a randomized, blinded, phase 3 trial. J Bone Miner Res 24(1):153-61,2009

9) Tsai JN, Uihlein AV, Lee H et al: Teriparatide and denosumab, alone or combined, in women with postmenopausal osteoporosis: the DATA study randomised trial. Lancet 382(9886):50-6,2013

10) Leder BZ, Tsai JN, Uihlein AV, et al: Denosumab and teriparatide transitions in postmenopausal osteoporosis (the DATA-Switch study): extension of a randomised controlled trial. Lancet 386(9999):1147-55,2015

11) Miyauchi A, Matsumoto T, Sugimoto T, et al: Effects of teriparatide on bone mineral density and bone turnover markers in Japanese subjects with osteoporosis at high risk of fracture in a 24-month clinical study: 12-month, randomized, placebo-controlled, double-blind and 12-month open-label phases. Bone 47(3):493-502,2010

12) Kendler DL, Roux C, Benhamou CL, et al: Effects of denosumab on bone mineral density and bone turnover in postmenopausal women transitioning from alendronate therapy. J Bone Miner Res 25(1):72-81,2010

13) Recknor C, Czerwinski E, Bone HG, et al: Denosumab compared with ibandronate in postmenopausal women previously treated with bisphosphonate therapy: a randomized open-label trial. Obstet Gynecol 121(6):1291-9,2013

14) Roux C, Hofbauer LC, Ho PR, et al: Denosumab compared with risedronate in postmenopausal women suboptimally adherent to alendronate therapy: efficacy and safety results from a randomized open-label study. Bone 58:48-54,2014

15) Miller PD, Pannacciulli N, Brown JP, et al: Denosumab or zoledronic acid in postmenopausal women with osteoporosis previously treated with oral bisphosphonates. J Clin Endocrinol Metab 101(8):3163-70,2016

16) Reid IR, Horne AM, Mihov B, et al: Bone loss after denosumab: only partial protection with zoledronate. Calcif Tissue Int 101(4):371-374,2017

17) Horne AM, Mihov B, Reid IR: Bone Loss After Romosozumab/Denosumab: Effects of Bisphosphonates. Calcif Tissue Int 103(1):55-61,2018

18) Freemantle N, Satram-Hoang S, Tang ET, et al: Final results of the DAPS (Denosumab Adherence Preference Satisfaction) study: a 24-month, randomized, crossover comparison with alendronate in postmenopausal women. Osteoporos Int 23(1):317-326,2012

19) Chapurlat R: Effects and management of denosumab discontinuation. Joint Bone Spine doi: 10.1016/j.jbspin.2017.12.013,2018

20) Cummings SR, Ferrari S, Eastell R, et al: Vertebral fractures after discontinuation of denosumab: A post hoc analysis of the randomized placebo-controlled FREEDOM Trial and its extension. J Bone Miner Res 33(2):190-8,2018

21) Uebelhart B, Rizzoli R, Ferrari SL: Retrospective evaluation of serum CTX levels after denosumab discontinuation in patients with or without prior exposure to bisphosphonates. Osteoporos Int 28(9):2701-5,2017

2 骨代謝マーカーによる骨粗鬆症治療薬の選択と特性
2）骨形成促進薬
a. 副甲状腺ホルモン薬

POINTS

- テリパラチド連日皮下投与とテリパラチド週1回皮下投与では，投与後の骨代謝マーカーの変化が，一見まったく異なる。
- これら両テリパラチドは，骨形成マーカーと骨吸収マーカーの変化の差によりアナボリックウィンドウを形成するという点で共通している。
- アバロパラチドもアナボリックウィンドウを形成することより，これら骨形成促進薬の骨密度上昇作用には，アナボリックウィンドウの形成が重要と考えられる。

KEYWORDS テリパラチド，アバロパラチド，骨形成マーカー，骨吸収マーカー，アナボリックウィンドウ

投与後の骨代謝マーカーの変化は

副甲状腺ホルモン（PTH）の持続投与では骨吸収が促進される一方，間歇投与では骨形成が促進され，アナボリックな作用を呈する。このアナボリックな作用に注目して，現在，骨形成促進薬として，PTHのN端34アミノ酸からなるPTH薬（テリパラチド）が，2種類使用可能である。これらは，連日皮下投与の遺伝子組換えテリパラチド注射剤（20μg/日）と，週1回皮下投与の注射用テリパラチド酢酸塩（56.5μg/週）であり，ともに骨密度を上昇させて骨折抑制効果をもつことが報告されている。しかし，これらの製剤間では，骨代謝マーカーの変化がまったく異なる。また，近年，副甲状腺ホルモン関連ペプチド（PTHrP）誘導体であるアバロパラチド（abaloparatide，未承認）についても，臨床成績が報告されている。

1. 遺伝子組換えテリパラチド

遺伝子組換えテリパラチド（連日皮下注）では，投与早期に骨形成マーカーが上昇する。これに遅れて骨吸収マーカーの上昇を認め，アナボリックウィンドウと呼ばれる骨形成優位の骨代謝回転状態となる。投与早期の骨代謝マーカーの変化に注目すると，骨形成マーカーの上昇はIntact P1NP，P1CP，OC，BAPの順に大きく，骨吸収マーカーは投与2週でuNTX，uCTXが一過性に低下した[1]。テリパラチド投与1ヵ月後のIntact P1NP上昇幅が，将来の骨密度上昇とよく相関することも知られており[2,3]，Intcat P1NPはテリパラチドの効果予測に適しているといえる。また，骨形成マーカーの上昇が骨吸収マーカーの上昇に先駆けて生じるため，骨形成が促進されるフェーズであるアナボリックウィンドウが形成されることが，テリパラチドの特徴である。

テリパラチドの投与が2年に近づくにつれ，骨密度上昇効果の減弱が観察される。その際，骨形成マーカーの上昇も抑制されるが，これは骨細胞・骨芽細胞で発現しているDickkopf-1（DKK-1）の上昇により説明される[4]。

慢性腎臓病（CKD）を合併した骨粗鬆症患者においても，P1NPの変化について報告されている[5]。1,882例における市販後調査で，CKDステージ4，CKDステージ5の33例について検討されており，これらの

症例でも投与3ヵ月でP1NPが上昇し，著明な副作用なく24ヵ月で腰椎骨密度の増加が認められた[5]。

テリパラチドは骨密度上昇に有効であるばかりではなく，頚部動脈超音波検査により計測される，動脈硬化の指標である内膜中膜複合体の肥厚を改善する[6]。しかし，内膜中膜複合体の肥厚改善度と，Intact P1NPをはじめとする骨代謝マーカーの相関は認められていない。テリパラチドによる動脈硬化の改善には，血清リン濃度低下作用の関与が示唆されている。

リウマチ合併骨粗鬆症（RA）群と原発性骨粗鬆症群との比較では，テリパラチド投与開始1ヵ月後のIntact P1NPの上昇幅がRA群で有意に大きく，大腿骨頚部骨密度の上昇幅も有意に大きかった[7]。さらに3ヵ月後のucOCが，18ヵ月後の腰椎・大腿骨頚部骨密度の独立した予測因子であった。

テリパラチド投与終了後に骨吸収抑制薬による治療を行わないと，骨密度の低下をきたすことが知られている。未閉経骨粗鬆症患者21例に対し，18～24ヵ月間のテリパラチド投与後，約2年間骨粗鬆症治療をせずに骨密度を測定した報告[8]では，腰椎骨密度の有意な低下を認めたものの，大腿骨骨密度には変化がなかった。腰椎骨密度低下に関連する因子として，腸骨骨生検により得られたテリパラチド治療前・治療終了時の骨形成速度が，骨密度の上昇幅と正相関していた。しかし，Intact P1NPをはじめとした骨代謝マーカーとの相関は認められなかった。

24ヵ月のテリパラチド投与終了後に骨吸収抑制薬による治療として，ミノドロン酸，ラロキシフェン，エルデカルシトールへランダムに割り付け，48週間にわたる骨密度，骨代謝マーカーの変化が観察された[9]。3剤のうち，ミノドロン酸が最もよく骨代謝マーカーを抑制し，テリパラチド投与後の腰椎・大腿骨骨密度を最も上昇させた。

最近，あらたな骨代謝マーカーの候補が報告されている。micro-RNA（miRNA）は，遺伝子発現を抑制する作用をもつ21～25塩基の一本鎖RNAで，タンパク質へは翻訳されない非翻訳型RNAである。テリパラチド投与により，3ヵ月でmiRNAであるhas-miR-33-3pが有意に上昇し，さらに12ヵ月でhas-niR-133aが有意に上昇したと報告されている[10]。今後，治療に伴うmiRNAの変化と，その機序について明らかになることが期待される。

2. テリパラチド酢酸塩

テリパラチド酢酸塩（週1回皮下投与）は，連日皮下投与とはかなり異なる骨代謝マーカーの変化を呈する。テリパラチド酢酸塩56.5 μgの皮下投与による15日間の骨代謝マーカーの変化を検討したところ，骨形成マーカーであるIntact P1NPは投与開始後4～8時間で低下，その後上昇して12～24時間後には前値に復し，4週後には頂値となった後に低下した[11]。OCも投与開始後24時間まで低下した後に上昇し，4週以降24週後まで上昇が持続した。骨吸収マーカーであるuNTX，DPDは，投与後2～12時間で急激に上昇した後，4週後まで低下した（図1）。

テリパラチド酢酸塩の72週間投与の検討では，骨形成マーカーであるIntact P1NPは投与開始4週後に頂値となり，その後低下して24週後以降は前値を下回った[12]。OCも投与開始4週後に頂値となり，その後低下し，72週で前値に復した。一方，骨吸収マーカーであるuNTXは，投与開始4週後以降も72週まで変化が認められなかったが，プラセボ群では上昇していたため，投与群ではプラセボ群に比較し，有意な低下を認めた。

PTHの骨密度上昇作用は

一見，これら2種類のテリパラチドは，骨代謝マーカーに対して異なる作用をもつようにみえる。しかし，いずれのテリパラチドでもアナボリックウィンドウが形成され，これが骨形成の促進に寄与しているものと考えられている。また，テリパラチド週1回皮下製剤の骨形成作用を，数理モデルを用いて検討した報告もある[13]。さらに，アバロパラチドは骨形成マーカーを上昇させるが，骨吸収マーカーを上昇させず，アナボリックウィンドウを形成する[14]。このように，これら骨形成促進薬の骨密度上昇作用には，アナボリックウィンドウの形成が重要と考えられる。

（今西康雄）

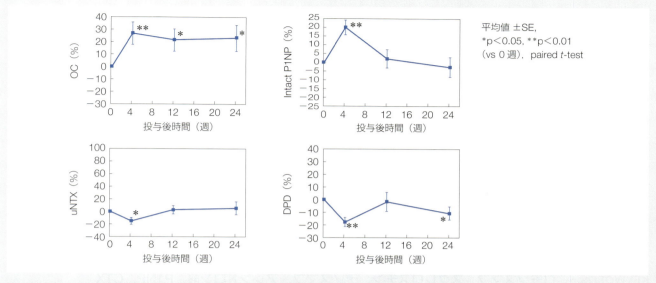

図1 テリパラチド酢酸塩投与後の骨代謝マーカーの変化
テリパラチド酢酸塩 56.5μg 週1回投与開始後の OC, Intact P1NP, uNTX, DPD 濃度の変化。
SugimotoT, et al. Osteoporos Int 25(3):1173-80, 2014
© 2013 T. Sugimoto, et al. Published by Springer Nature. Creative Commons CC-BY-NC.

文献

1) Glover SJ, Eastell R, McCloskey EV, et al: Rapid and robust response of biochemical markers of bone formation to teriparatide therapy. Bone 45(6):1053-8, 2009
2) Tsujimoto M, Chen P, Miyauchi A, et al: PINP as an aid for monitoring patients treated with teriparatide. Bone 48(4):798-803, 2011
3) Niimi R, Kono T, Nishihara A, et al: An algorithm using the early changes in PINP to predict the future BMD response for patients treated with daily teriparatide. Osteoporos Int 25(1):377-84, 2014
4) Gatti D, Viapiana O, Idolazzi L, et al: The waning of teriparatide effect on bone formation markers in postmenopausal osteoporosis is associated with increasing serum levels of DKK1. J Clin Endocrinol Metab 96(5):1555-9, 2011
5) Nishikawa A, Yoshiki F, Taketsuna M, et al: Safety and effectiveness of daily teriparatide for osteoporosis in patients with severe stages of chronic kidney disease post hoc analysis of a postmarketing observational study. Clin Interv Aging 11:1653-9, 2016
6) Yoda M, Imanishi Y, Nagata Y, et al: Teriparatide Therapy Reduces Serum Phosphate and Intima-Media Thickness at the Carotid Wall Artery in Patients with Osteoporosis. Calcif Tissue Int 97(1):32-9, 2015
7) Ebina K, Hashimoto J, Shi K, et al: Comparison of the effect of 18-month daily teriparatide administration on patients with rheumatoid arthritis and postmenopausal osteoporosis patients. Osteoporos Int 25(12):2755-65, 2014
8) Cohen A, Kamanda-Kosseh M, Recker RR, et al: Bone Density After Teriparatide Discontinuation in Premenopausal Idiopathic Osteoporosis. J Clin Endocrinol Metab 100(11):4208-14, 2015
9) Nakatoh S: Effect of osteoporosis medication on changes in bone mineral density and bone turnover markers after 24-month administration of daily teriparatide: comparison among minodronate, raloxifene, and eldecalcitol. J Bone Miner Metab 36(2):221-8, 2018
10) Anastasilakis AD, Makras P, Pikilidou M, et al: Changes of Circulating MicroRNAs in Response to Treatment With Teriparatide or Denosumab in Postmenopausal Osteoporosis. J Clin Endocrinol Metab 103(3):1206-13, 2018
11) Sugimoto T, Nakamura T, Nakamura Y, et al: Profile of changes in bone turnover markers during once-weekly teriparatide administration for 24 weeks in postmenopausal women with osteoporosis. Osteoporos Int 25(3):1173-80, 2014
12) Nakamura T, Sugimoto T, Nakano T, et al: Randomized Teriparatide [human parathyroid hormone (PTH) 1-34] Once-Weekly Efficacy Research (TOWER) trial for examining the reduction in new vertebral fractures in subjects with primary osteoporosis and high fracture risk. J Clin Endocrinol Metab 97(9):3097-106, 2012
13) Tanaka S, Adachi T, Kuroda T, et al: New simulation model for bone formation markers in osteoporosis patients treated with once-weekly teriparatide. Bone Res 2:14043, 2014
14) Horwitz MJ, Tedesco MB, Garcia-Ocaña A, et al: Parathyroid hormone-related protein for the treatment of postmenopausal osteoporosis: defining the maximal tolerable dose. J Clin Endocrinol Metab 95(3):1279-87, 2010

2 骨代謝マーカーによる骨粗鬆症治療薬の選択と特性
2) 骨形成促進薬
b. 抗スクレロスチン抗体薬

POINTS

- ロモソズマブは，骨形成マーカーの一過性の上昇と，骨吸収マーカーの持続的な低下をきたす。
- もう一つの骨形成促進薬であるテリパラチドとは異なる骨代謝マーカーの変化を示し，その機序と臨床的意義については，今後の検討が待たれる。

KEYWORDS ロモソズマブ，スクレロスチン，デノスマブ，アレンドロン酸，P1NP，CTX

ロモソズマブの臨床効果は

スクレロスチンは骨細胞から分泌される糖タンパク質で，骨芽細胞の LRP5/6 (low-density lipoprotein receptor-related protein 5 and 6) と結合し，古典的 Wnt-β カテニンシグナルを阻害することにより骨形成を抑制する。スクレロスチンは，加齢や閉経により骨細胞からの分泌が増加し，骨の脆弱化に関与することが知られている。

抗スクレロスチン抗体薬であるロモソズマブ (romosozumab，承認申請中) は，スクレロスチンの作用を阻害することで骨形成を促進するとともに骨吸収を抑制し，骨密度を上昇させる。閉経後女性骨粗鬆症患者 419 例を対象とした第 II 相試験では，12 ヵ月間にわたるロモソズマブの投与により，骨形成マーカーである Intact P1NP の一過性の上昇と，骨吸収マーカーである sCTX の抑制が認められ，骨吸収を増加させずに骨形成を促進させることが示されている[1]。ロモソズマブの第 III 相試験である Fracture Risk Reduction With Romosozumab (FRAME) 試験において，閉経後骨粗鬆症患者 7,180 例を対象とし，プラセボ対照で 210 mg/月のロモソズマブ皮下投与を 1 年間行ったところ，新規椎体骨折発生を有意に減少させた (相対リスク減少率 73%)[2]。

投与後の骨代謝マーカーの変化は

ロモソズマブの第 II 相試験は日本国内 24 施設で行われた[3]。55～85 歳の閉経後骨粗鬆症女性 252 例を対象とした，プラセボ対照のランダム化試験で，ロモソズマブを 70, 140, 210 mg/月投与し，12 ヵ月間の骨密度の変化が検討された (図1)。腰椎・大腿骨いずれの部位でも，ロモソズマブ 210 mg/月投与群において，最も骨密度が上昇した。骨代謝マーカーの変化をみると，P1NP はロモソズマブ投与開始 1 ヵ月後で頂値となり，その後低下して，12 ヵ月後には前値へ復した。sCTX は投与開始 1 週間後に最低値となり，その後上昇に転じたが，12 ヵ月後でもまだ前値よりも有意に低下していた。

プラセボ対照である FRAME 試験においても，骨代謝マーカーは同様の変化を呈した[2]。試験開始 12 ヵ月後では，ロモソズマブは有意に新規椎体骨折を抑制した。12 ヵ月後以降は，いずれの群もデノスマブ 60 mg/6 ヵ月に切り替えられたが，デノスマブへの切り替え 12 ヵ月後においても，ロモソズマブによる椎体骨折減少の持続が確認された。デノスマブへの切り替え後には P1NP，sCTX ともにさらに低下したことから，デノスマブの骨吸収抑制作用は，ロモソズマブのそれを上回る可能性が示され，ロモソズマブ

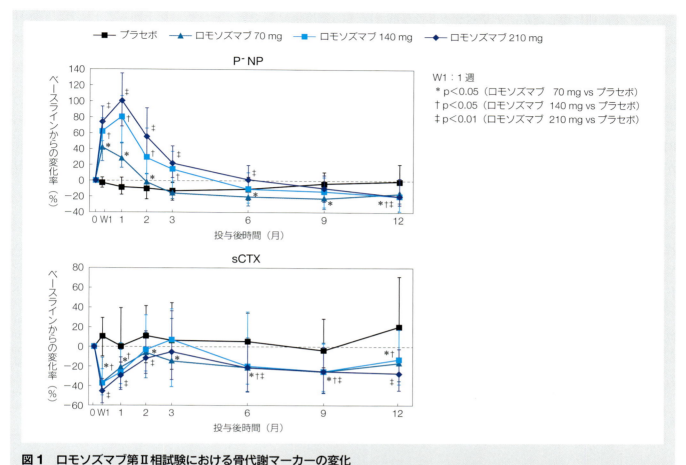

図1　ロモソズマブ第Ⅱ相試験における骨代謝マーカーの変化
ロモソズマブ 70，140，210 mg/月を 12 ヵ月間投与された際の P1NP 濃度，sCTX 濃度の変化率を示す。
Ishibashi H, et al. Bone 103:209-15,2017
© 2017 Hideaki Ishibashi, et al. Reprinted with permission from Elsevier.

後の骨吸収抑制薬投与の合理性を示唆するものである。

椎体骨折を有する閉経後骨粗鬆症患者 4,093 例において，ロモソズマブ 210 mg/月投与群とアレンドロン酸 70 mg/週投与群のランダム化試験（ARCH 試験）が行われた[4]。試験開始 12 ヵ月後では，ロモソズマブは有意に新規椎体骨折を抑制した。骨代謝マーカーでは，P1NP が投与 1 ヵ月後に一過性の上昇を呈し，その後低下した。また，sCTX は投与後に低下傾向を示した。12 ヵ月後以降は，いずれの群でもアレンドロン酸 70 mg/週の投与が行われたが，アレンドロン酸への切り替え 12 ヵ月後においても，ロモソズマブによる椎体骨折減少の持続が確認された。アレンドロン酸への切り替え後には，P1NP，sCTX ともにさらに低下した。

第Ⅲ相試験として，北米，ラテンアメリカ，欧州の 46 施設において，ロモソズマブ 210 mg/月投与とテリパラチド 20 μg/日投与のランダム化試験が行われた[5]。対象はビスホスホネート薬を 3 年以上内服している，骨密度が骨粗鬆症レベルである閉経後骨粗鬆症患者 436 例で，ロモソズマブまたはテリパラチドが 12 ヵ月間投与された。腰椎・大腿骨いずれの部位においても，骨密度上昇率はロモソズマブ投与群がテリパラチド投与群を有意に上回った。骨代謝マーカーの変化をみると，P1NP はロモソズマブ投与開始 1 ヵ月後が頂値でその後低下した。投与開始 1 ヵ月後における P1NP 上昇率は，ロモソズマブ投与群ではテリパラチド投与群よりも有意に大きかった。しかし，テリパラチド投与群ではその後も上昇を続けた。sCTX は投与開始 14 日後にロモソズマブ投与群では有意に低下

し，その後前値に復したが，テリパラチド投与群では投与開始14日後より有意に上昇し，その後も上昇を続けた。

テリパラチドの投与において，投与開始1ヵ月後のIntact P1NP上昇幅から骨密度の上昇幅を予測できることが知られている[6]。ロモソズマブ投与におけるP1NPは，投与開始1ヵ月後を過ぎると低下に転じるが，テリパラチドでは上昇が持続する。投与開始1ヵ月後のP1NP上昇率の高いロモソズマブがその後の骨密度上昇率でテリパラチドを上回ることより，1ヵ月後のP1NPが骨密度の上昇に密接に関わっているようにみえる。

新規骨形成促進薬として登場したロモソズマブは，骨形成マーカーの一過性の上昇と，骨吸収マーカーの持続的な低下をもたらす。その機序と臨床的意義については，今後の検討が待たれる。

（今西康雄）

文献

1) McClung MR, Grauer A, Boonen S, et al: Romosozumab in postmenopausal women with low bone mineral density. N Engl J Med 370(5):412-20,2014
2) Cosman F, Crittenden DB, Adachi JD, et al: Romosozumab treatment in postmenopausal women with osteoporosis. N Engl J Med 375(16):1532-43,2016
3) Ishibashi H, Crittenden DB, Miyauchi A, et al: Romosozumab increases bone mineral density in postmenopausal Japanese women with osteoporosis: A phase 2 study. Bone 103:209-15,2017
4) Saag KG, Petersen J, Brandi ML, et al: Romosozumab or alendronate for fracture prevention in women with osteoporosis. N Engl J Med 377(15):1417-27,2017
5) Langdahl BL, Libanati C, Crittenden DB, et al: Romosozumab (sclerostin monoclonal antibody) versus teriparatide in postmenopausal women with osteoporosis transitioning from oral bisphosphonate therapy: a randomised, open-label, phase 3 trial. Lancet 390(10102):1585-94,2017
6) Tsujimoto M, Chen P, Miyauchi A, et al: PINP as an aid for monitoring patients treated with teriparatide. Bone 48(4):798-803,2011

2 骨代謝マーカーによる骨粗鬆症治療薬の選択と特性

3) その他

a. ビタミン K₂ 薬

POINTS

- ビタミン K₂ 薬は，骨粗鬆症患者でビタミン K が不足した例に使用することが理論的には正しい選択方法と考えられている。
- 骨におけるビタミン K 不足は ucOC を測定することで評価できる（カットオフ値 4.5 ng/mL）。
- ucOC はビタミン K₂ 薬の投与により速やかに低下する。

KEYWORDS　ビタミン K，ucOC，骨折

血中 ucOC 濃度測定の意義は

OC は骨芽細胞で生成されるペプチド分子であり，その分子中 3 ヵ所（17 位，21 位，24 位）にグルタミン酸（Glu）残基を有する。その生成はビタミン D により遺伝子が発現することで行われるが，生成された OC は細胞質内で Glu がビタミン K 依存性のカルボキシラーゼにより γ-カルボキシル化され，γ-カルボキシグルタミン酸（Gla）残基となる。

Gla 残基はカルシウムの特異結合部位となり，細胞外に放出されると骨のヒドロキシアパタイトに強く結合して，骨吸収に対し抵抗性となる。OC がまったく存在しない OC ノックアウトマウスでは，女性ホルモンの存在下では骨はむしろ石灰化が亢進するが，このマウスの卵巣を摘出すると，正常マウスに比べて骨吸収が起こりやすく，骨密度が急速に失われる[1]。したがって，ビタミン K 依存性タンパク質の骨内における意義は，形成された石灰化骨の保護作用にあると考えられる。

ビタミン K は食物から摂取されるが，吸収されたビタミン K はまず肝臓に優先的に配分される[2]。これは肝臓におけるビタミン K の役割が血液凝固系の調節という生命維持に重要な働きをしているためと考えられる。したがって骨においてはビタミン K の不足が現われやすく，この骨におけるビタミン K の過不足は，ucOC の血液中の濃度で正確に評価できる。ucOC の上昇は当初，大腿骨近位部骨折の危険因子であると報告された[3]。その後，ビタミン K 不足も骨折の危険因子となることが報告され[4]，ビタミン K と骨の関連が注目されるようになった。

ucOC はカルシウム結合部位である γ-カルボキシル基が十分に生成できていない分子なので，骨中のヒドロキシアパタイトに結合できず，流血中に放出される。一方，骨吸収が起こると，骨中の OC の Gla 残基は脱炭酸されて ucOC となり，血中に放出される[5]。マウスやラットのようにビタミン K 不足が起きにくい齧歯類においては，ucOC は骨吸収の過程で産生されてエネルギー代謝に深く関与しているといわれる[5]。しかし，ヒトにおいてはとくに加齢に伴ってビタミン K の利用が非効率的になるので，ucOC の産生が亢進する（図1）[6]。一方，マウスで証明された ucOC のエネルギー代謝系への関与は，いまだにヒトでは証明されていない。ヒトでは ucOC よりも OC の血中濃度が糖尿病発症と関連していることが指摘されている[7]。

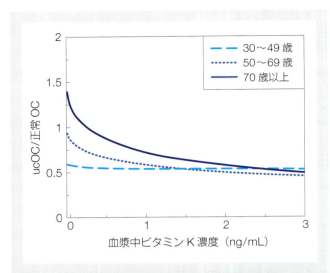

図1 ビタミンK濃度とucOCの関係（年代別）
血中ucOC/正常OC濃度比は血漿中ビタミンK濃度が高くなるほど低下するが，加齢とともにビタミンK需要量は高くなる。
Tsugawa N, et al. Am J Clin Nutr 83(2):380-6,2006
© 2006 American Society for Nutrition. Reprinted with permission from Oxford University Press.

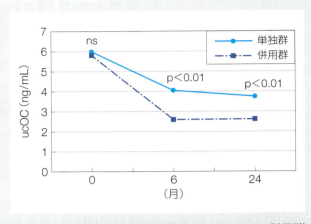

図2 ビスホスホネート薬単独群とビタミンK_2併用群の血中ucOCの変化
Tanaka S, et al. J Bone Miner Metab 35(4):385-95,2017

ucOC測定値の解釈は

ucOCの血中濃度については，2つの基準が決められている[8]。まず骨折リスク評価に関しては，高齢女性例において，骨折発生を予測するカットオフ値を定めた。経過観察中に骨折を生じた例の観察開始時のucOC値は5.5 ng/mLと定められた。またビタミンK_1の血中濃度から，骨粗鬆症患者のビタミンK_1不足の指標としてのucOC濃度は4.5 ng/mL以上であった。以上からucOC 4.5 ng/mL以上ならビタミンK_2の投与が考慮されるべきであろう。

さらに，ビスホスホネート薬投与中にもかかわらず骨折を新規に起こした例ではucOCが高値であった[9]。ビタミンKは体内でK_1からK_2に変換され，K_2が活性を有すると考えられているが，このK_1からK_2への変換はファルネシル二リン酸（farnesyl diphosphate：FPP）合成酵素の活性に依存する[10]。しかし，この酵素活性はビスホスホネートにより阻害されるので，ビスホスホネート薬投与中の骨粗鬆症患者では，よりビタミンK_2不足が顕著に現われる可能性がある。

図2に示すように骨粗鬆症患者にビスホスホネート薬を投与すると，骨吸収抑制とともにucOCが6 ng/mL付近から4 ng/mL付近となり，有意の低下が観察される。そこにビタミンK_2を併用すると，さらにucOCは2.5 ng/mL付近へ近づき，低下がみられる。したがって，ucOCは第一に骨におけるビタミンK不足の指標であり，第二に骨吸収の結果Gla-OCが脱炭酸されて血中に放出される可能性もあると解釈できる[11]。

ucOC測定のタイミングは

骨粗鬆症治療前に骨におけるビタミンK不足の有無を確認したいので，治療前にucOCを測定することは理にかなっている。ビタミンK_2薬でもビスホスホネート薬でも，治療開始後1～2ヵ月はucOCは低下する。多くの報告では治療開始後半年でucOCが再度評価されているので，6ヵ月後に再度測定して，ビタミンK不足が解消されたか否かを確認する（**巻末資料：図C**）。ビタミンKの不足が解消されたあともビタミンK_2薬の投与を継続すべきか否か，またビタミンK_2薬投与中止後にucOCがどれくらいの時間経過で上昇してくるのかは，検討されていない。

ビタミンKに骨折予防効果はあるか

以上の報告から，ビタミンK不足は骨で生じやすく，その指標であるucOCが新規骨折発生と関連していることがわかり，骨粗鬆症患者にビタミンK_2薬を投与して骨折予防効果を証明することが求められている．現段階でいえることは，ビタミンK_2薬投与で骨密度が上昇することはないが，ucOCは有意に低下する．しかしながら，骨折予防の効果のエビデンスが十分とはいえず，今後の検討が必要である．ビタミンK_2薬の投与と骨折の関連を検討した最も大規模な臨床研究はInoueらの研究であるが，椎体骨折発生率はビタミンK_2薬投与群とカルシウム投与群との間で差がなかった．しかし，事後解析では多発骨折がビタミンK_2薬投与群で少なく，身長低下が抑制されている[12]．ECKO trialは，海外でビタミンK_1薬（5 mg，2年間）とプラセボを用いて行われた二重盲検試験であるが，対象は骨粗鬆症例ではなく骨減少例である．しかしこの試験では，ビタミンK_1薬投与群で骨折発生率はプラセボ群に比して0.45に低下した[13]．そのほかにも，主としてわが国からビタミンK_2薬の治療成績が報告されているが，いずれも盲検試験ではなく，小規模な対照比較研究であり，エビデンスレベルは低い．

（白木正孝）

文献

1) Ducy P, Desbois C, Boyce B, et al: Increased bone formation in osteocalcin-deficient mice. Nature 382 (6590):448-52,1996
2) Vermeer C, Braam L: Role of K vitamins in the regulation of tissue calcification. J Bone Miner Metab 19(4):201-6,2001
3) Szulc P, Chapuy MC, Munier PJ, et al: Serum undercarboxylated osteocalcin is a marker of the risk of hip fracture in elderly women. J Clin Invest 91(4):1769-74,1993
4) Feskanich D, Weber P, Willett WC, et al: Vitamin K intake and hip fractures in women: a prospective study. Am J Clin Nutr 69(1):74-9,1999
5) Ferron M, Wei J, Yoshizawa T, et al: Insulin signaling in osteoblasts integrates bone remodeling and energy metabolism. Cell 142(2):296-308,2010
6) Tsugawa N, Shiraki M, Suhara Y, et al: Vitamin K status of healthy Japanese women: age-related vitamin K requirement for γ-carboxylation of osteocalcin. Am J Clin Nutr 83(2):380-6,2006
7) Urano T, Shiraki M, Kuroda T, et al: Low serum osteocalcin concentrateon is associated with incident type 2 diabetes mellitus in Japanese women. J Bone Miner Metab 35(4):470-7,2018
8) 白木正孝，青木長寿，山崎典美，他：電気化学発光免疫法による血清中低カルボキシル化オステオカルシン（ucOC）測定キットの臨床的有用性の検討―カットオフ値の設定と骨粗鬆症患者におけるビタミンK_2剤選択時の有用性の検討．医と薬学 57(4):537-46,2007
9) Shiraki M, Yamazaki Y, Shiraki Y, et al: High level of serum undercarboxylated osteocalcin in patients with incident fractures during bisphosphonate treatment. J Bone Miner Metab 28(5):578-84,2010
10) Luckman SP, Hughes DE, Coxon FP, et al: Nitrogen-containing bisphosphonates inhibit the mevalonate pathway and prevent post-translational prenylation of GTP-binding proteins, including rat. J Bone Miner Res13(4):581-9,1998
11) Tanaka S, Miyazaki T, Uemura Y, et al: Comparison of concurrent treatment with vitamin K2 and risedronate compared with treatment with risedronate alone in patients with osteoporosis: Japanese Osteoporosis Intervention Trial-03. J Bone Miner Metab 35(4):385-95,2017
12) Inoue T, Fujita T, Kishimoto H, et al: Randomized controlled study on the prevention of osteoporotic fractures (OF study): a phase IV clinical study of 15-mg menatetrenone capsules. J Bone Miner Metab 27(1):66-75,2009
13) Cheung AM, Tile L, Lee Y, et al: Vitamin K supplementation in postmenopausal women with osteopenia (ECKO trial): a randomized controlled trial. PLoS Med 5(10):e196,2008

3 骨代謝マーカーによる骨粗鬆症治療薬の効果判定

1）評価可能な骨代謝マーカーと治療薬の組み合わせ

POINTS

- 骨代謝マーカーによる治療薬の効果判定は，MSCを超える変化を示すかどうかが一つの基準となる。
- 骨代謝マーカーのベースライン値は高値であるほうが，骨吸収抑制薬による骨密度増加効果や骨折抑制効果に優れているとする報告が多い。
- 骨代謝マーカーの有意な変化が得られにくい薬剤もある。
- デノスマブの投与中止後は，短期間に骨代謝マーカーが亢進する。

KEYWORDS　MSC，骨吸収抑制薬，骨形成促進薬，骨折リスク，骨密度

薬物治療効果のモニタリング方法は

骨代謝マーカーによる薬物治療効果のモニタリングは，治療開始から一定期間後に再測定を行い，ベースライン値からの変化を評価する。効果判定は，MSCを超える変化を示すかどうかが一つの基準となる。

MSCは閉経前女性における午前の日間変動の2倍に相当する。検体採取時間を一定にして測定を行ったにもかかわらず，薬物治療により骨代謝マーカーの有意な変化が認められない場合には，服薬状況を確認する。とくに，経口ビスホスホネート薬では服薬と食事の間隔を十分に空けているかを確かめる。服薬状況に問題がなければ，薬剤に対する反応性が低いと判断し，薬剤の変更を検討する根拠となる。また，続発性骨粗鬆症を惹起する他の疾患を合併している可能性にも留意する。

薬物治療による骨代謝マーカーの変化は

薬物治療により，骨代謝マーカーのベースライン値からの有意な変化が認められた場合は，薬物の効果が発揮されていると判定できる。ただし，薬物によっては骨代謝マーカーの有意な変化が得られにくいことにも留意すべきである。また，薬物によっては，投与後に骨代謝マーカー値が閉経前基準値の下限を下回ることがあるが，このことは必ずしも骨代謝回転の過剰な抑制を意味するものではない。

表1にわが国で施行されたおもな臨床試験における骨代謝マーカーの変化を記載した。

① 骨吸収抑制薬であるビスホスホネート薬，デノスマブ，SERMの効果は，骨吸収マーカーのみならず骨形成マーカーにおいても評価が可能である。

② 経口ビスホスホネート薬（イバンドロン酸，アレンドロン酸，リセドロン酸）を対象にランダム化して2年間投与した試験では，いずれのビスホスホネート薬においてもsCTXの低下率はuNTXの低下率よりも有意に大きかった。投与1週後の低下率は，

3剤の中でイバンドロン酸群が最も大きかった。また，骨形成マーカーの中では，いずれのビスホスホネート薬でもP1NPの低下率がOC，BAPの低下率よりも大きかった[1]。

③ ゾレドロン酸は，閉経後骨粗鬆症，男性骨粗鬆症，ステロイド性骨粗鬆症において，経口ビスホスホネート薬（アレンドロン酸，リセドロン酸）よりも早期から骨代謝マーカーを有意に低下させる効果がある[2-4]。

④ 活性型ビタミンD_3薬（エルデカルシトール）の効果はuNTXやBAPで判定可能である。

⑤ PTH薬の効果はP1NPで判定可能であるが，テリパラチド酢酸塩（56.5μg/週）ではその変化率は限定的である。

⑥ 抗スクレロスチン抗体薬（ロモソズマブ）の効果もP1NPで判定可能である。

ベースライン値が不明例の効果判定は

国際骨粗鬆症財団（IOF）と欧州石灰化組織学会（ECTS）によるポジションペーパーでは，ベースライン値が不明（未測定）例において，経口ビスホスホネート薬（イバンドロン酸，アレンドロン酸，リセドロン酸）により骨代謝マーカー（sCTX，P1NP）が閉経前平均値を下回った場合は薬物の効果があると判定する（第3章2-1)-c参照）。これは，ベースラインにおいてsCTX，P1NPが閉経前平均値を上回っていた例の割合がそれぞれ91％，89％である対象に対して，12週間の経口ビスホスホネート薬の投与により閉経前平均値を下回った例が，sCTXにおいてはイバンドロン酸で86％，アレンドロン酸で96％，リセドロン酸で83％，P1NPにおいてはイバンドロン酸で96％，アレンドロン酸で82％，リセドロン酸で75％であったとの報告に基づくものである[5]。

ベースライン値による薬剤治療効果の予測は可能か

いくつかの薬物については，ベースライン値による治療効果の予測が報告されている。とくに，骨吸収抑制薬では骨代謝マーカーが高値であるほうが，骨密度上昇効果や骨折抑制効果に優れているとする報告が多い。

① アレンドロン酸は，治療開始時のIntact P1NPが高三分位数（＞56.8 ng/mL）の骨粗鬆症女性において，投与後の非椎体骨折の相対ハザード（relative hazard：RH）が0.54（95％ CI：0.39〜0.74）であったのに対し，低三分位数（＜41.6 ng/mL）では0.88（0.65〜1.21）であった[6]。

② リセドロン酸では，DPDが閉経前基準値の中央値（15.4 nmol/mmol）より高い群では，それ以下の群よりも腰椎骨密度の増加率が大きかった[7]。

③ デノスマブでは，アレンドロン酸の投与歴のある閉経後女性において，治療開始時のsCTX値を三分位で区分して検討した結果，sCTXが高いほうが腰椎，大腿骨近位部，大腿骨頸部の骨密度上昇率が大きかった[8]。

④ テリパラチド酢酸塩（56.5μg/週）では，第Ⅲ相試験（TOWER試験）について投与開始時のuNTX値の三分位数で区分して腰椎骨密度の上昇率を検討すると，腰椎骨密度はいずれのグループでも同程度の上昇が示された[9]。

薬剤投与による骨代謝マーカー変化と骨密度上昇・骨折リスク低下の関係は

1. 骨密度増加との関連

① アレンドロン酸では，6ヵ月後のuNTXとOCの変化率と24ヵ月後の腰椎・大腿骨・全身骨骨密度上昇率に有意な相関が認められた。また，変化率の三分位数で区分した検討ではuNTX，OCの低下率が最も大きい群では，低下率の小さい群と比較して24ヵ月後の腰椎，大腿骨の骨密度上昇率が4〜5倍であった[10]。さらに，6ヵ月後のBAPの変化率と3年後の腰椎骨密度上昇率に有意な相関がみられたとする報告[11]や，3ヵ月後のTRACP-5bおよびsCTXの変化率と12ヵ月後の腰椎骨密度上昇率

表1　わが国のおもな臨床試験における骨代謝マーカーの変化

治療薬	骨代謝マーカーの変動	文献
活性型ビタミンD₃薬 エルデカルシトール (0.75 μg/日)	低下率（対照薬比較）　　　　　　12ヵ月後　　36ヵ月後 対照薬：アルファカルシドー　uNTX：　29%　　　23% ル（1.0 μg/日）　　　　　　BAP：　17%　　　18%	24
ビスホスホネート薬 アレンドロン酸	低下率　　　　　　　　　　　　　5 mg/日　　35 mg/週 （開始時比較，52週後）　uDPD：　42.0%　　44.9% 　　　　　　　　　　　　uNTX：　49.2%　　51.5% 　　　　　　　　　　　　BAP：　50.3%　　52.1%	25
リセドロン酸	低下率　　　　　　　　　　　　2.5 mg/日　17.5 mg/週 （開始時比較，48週後）　uNTX：　39.0%　　36.4% 　　　　　　　　　　　　uCTX：　55.1%　　51.4% 　　　　　　　　　　　　BAP：　34.0%　　33.3%	26
ミノドロン酸 (1 mg/日)	低下率　　　　　　　　　　　　　6ヵ月後　　24ヵ月後 （開始時比較）　　　　　uDPD：　42.4%　　37.1% 　　　　　　　　　　　　uNTX：　49.5%　　56.7% 　　　　　　　　　　　　BAP：　46.2%　　51.7% 　　　　　　　　　　　　OC：　45.5%　　50.9%	27
イバンドロン酸 静注 (1 mg/月)	低下率　　　　　　　　uCTX：67%, uNTX：53%, BAP：41%, （開始時比較，6ヵ月後）　OC：35%	28
イバンドロン酸 経口(100 mg/月) 静注(1 mg/月)	低下率　　　　　　　　　　　　　経口　　　　静注 （開始時比較，12ヵ月後）uCTX：　62.80%　　59.51% 　　　　　　　　　　　TRACP5b：46.42%　　44.65% 　　　　　　　　　　　　P1NP：　68.98%　　66.66% 　　　　　　　　　　　　BAP：　47.28%　　43.35%	29
ゾレドロン酸 (5 mg/年)	絶対値（平均値）　　　　開始時　4週後　　12週後　12ヵ月後 　　　　　　　sNTX：　0.40　　0.05　　0.08　　0.15 　　　　　　TRACP-5b：416.4　153.0　　179.7　　214.4 　　　　　　　uNTX：　56.7　　17.4　　20.0　　25.8 　　　　　　　　OC：　8.7　　　8.0　　　5.6　　　5.2 　　　　　　　　BAP：　17.0　　15.5　　10.2　　　9.5	審議結果報告書
SERM ラロキシフェン(60 mg/日)	低下率 （プラセボ比較，52週後）　uNTX, uCTX, OC, BAP：24〜38%	30
バゼドキシフェン (20 mg/日)	低下率　　　　　　　　　sCTX：33.20%, sNTX：16.30%, （開始時比較，104週後）　uNTX：30.10%, OC：25.80%	31
副甲状腺ホルモン薬 遺伝子組換えテリパラチド (20μg/日)	変化率（開始時比較） テリパラチド群　　　　P1NP*：86.82% ↑（1ヵ月後） 　　　　　　　　　　BAP：27.28% ↓（12ヵ月後），9.29% ↓（24ヵ月後） プラセボ-テリパラチド群※1　P1NP*：52.78% ↑（6ヵ月後），76.12% ↑（12ヵ月後） （テリパラチド投与後）※2　sCTX：54.51% ↑（6ヵ月後），45.17% ↑（12ヵ月後）	32
テリパラチド酢酸塩 (56.5 μg/週)	変化率（開始時比較）　　OC：24.6% ↑（4週後），P1NP*：15.1% ↑（4週後） 　　　　　　　　　　　uNTX：12.2% ↓（48週後）	33
抗RANKL抗体薬 デノスマブ(60 mg/6月)	低下率（開始時比較）　sCTX：70.90%（1ヵ月後） 　　　　　　　　　　BAP：9.80%（1ヵ月後），50.20%（3ヵ月後）	34, 35
抗スクレロスチン抗体薬 ロモソズマブ(210 mg/月)	変化率（開始時比較）　P1NP：101.1% ↑（1ヵ月後） 　　　　　　　　　　sCTX：45.6% ↓（1週後）	36

＊：Intact P1NP　↑：上昇　↓：低下　※1：プラセボ12ヵ月後　※2：テリパラチド12ヵ月

に有意な相関がみられ，これらにROC解析のデータからIntact P1NPを加えた3つのマーカーが，アレンドロン酸の効果のモニターに有用とする報告がある[12]。

② その他のビスホスホネート薬に関しては，経口イバンドロン酸において，投与3ヵ月後のsCTXの変化率と1年後の腰椎骨密度上昇率に有意な相関が報告されている（$r = -0.19$, $p = 0.0016$）[13]。また，ゾレドロン酸では投与12週後のTRACP-5bの変化と2年後の腰椎骨密度（Tスコア＞-2.5または上昇率＞2.4％）の有意な関連がわが国から報告されている[14]。

③ デノスマブでは，6ヵ月後の骨代謝マーカー（sCTX, Intact P1NP）の変化率と36ヵ月後の腰椎・大腿骨近位部の骨密度上昇率に有意な相関（$r = -0.24 \sim -0.47$）が報告されている[15]。

④ テリパラチド（20 μg/日）では，1ヵ月後のIntact P1NPの変化量と12ヵ月後の腰椎骨密度上昇率に有意な相関が認められた（$r = 0.56$, $p < 0.01$）。1ヵ月後または3ヵ月後にIntact P1NPが10 μg/Lより大きく増加し，12ヵ月後の腰椎骨密度が3％以上上昇した例は，テリパラチド群では92％であったのに対し，プラセボ群では0％であった[16]。

⑤ ビスホスホネート薬を3年以上投与した例において，抗スクレロスチン抗体薬（ロモソズマブ）投与1ヵ月後にP1NPが10 μg/L以上増加した場合，腰椎骨密度が3％以上上昇した例は6ヵ月後に82％，12ヵ月後に91％であった[17]。

2. 骨折リスク低下との関連

① アレンドロン酸によりBAPが1 SD（22.1％）低下したときの椎体骨折のオッズ比は，0.74（95％CI：0.63〜0.87），非椎体骨折と大腿骨近位部骨折のハザード比は，それぞれ0.89（0.78〜1.00, $p < 0.050$），0.61（0.46〜0.78）であった。一方，Intact P1NP, sCTXが1 SD（それぞれ30.8％，31.1％）低下したとき，椎体骨折のオッズ比はそれぞれ0.77（0.66〜0.90），0.83（0.73〜0.95）とリスクが有意に低下するが，非椎体骨折と大腿骨近位部骨折には有意な変化が認められなかった[18]。

② リセドロン酸は投与3〜6ヵ月後の骨代謝マーカーの低下率（uCTX：60％，uNTX：51％）が椎体骨折リスク低下（1年：75％，3年：50％）と有意に関連した。ただし，マーカーの低下と椎体骨折リスクの低下の関係は直線的ではなく，uCTXでは55〜60％，uNTXでは35〜40％以上低下しても，骨折リスクのさらなる低下はみられなかった[19]。

③ ラロキシフェンによる1年間の骨代謝マーカーの変化と3年間の椎体骨折リスクの関係を解析した結果，P1NP, OC, BAPとは有意な関連が認められたが，uCTXとは関連が示されなかった。また，1年間のIntact P1NPの低下率（中央値：40.8％）は椎体骨折リスク低下の28％を説明する[20]。さらに，6ヵ月後と12ヵ月後のOCとBAPの低下は，椎体骨折のオッズ比の低下と有意に関連する[21]。

④ バゼドキシフェンでは，骨代謝マーカーの変化が椎体骨折リスク低下の29％を説明しうるという報告があるが，個々の症例のモニタリングにとって十分なものではない[22]。

⑤ 骨吸収抑制薬（ビスホスホネート薬，SERM）によるBAP, P1NPの低下は，椎体骨折リスクの低下と有意な相関を示した（BAP：$r^2 = 0.82$, $p < 0.001$, P1NP：$r^2 = 0.75$, $p = 0.011$）。しかし，非椎体骨折，大腿骨近位部骨折とは有意な相関が認められなかった。また，BAPが12％および30％低下すると，椎体骨折リスクがそれぞれ33％，65％低下することが推算された。同様にP1NPが22％，50％低下すると，椎体骨折リスクが30％，62％低下することが推算された[23]。

このように、いくつかの薬物については，投与後の骨代謝マーカーの変化と骨密度上昇や骨折リスク低下との関連が報告されている。各薬物について，エビデンスを有するマーカーが異なるので注意が必要である。一方、近年のメタ解析の結果では，骨吸収抑制薬の効果判定に骨形成マーカー（BAP, P1NP）の低下率が有効とする報告もある。

（髙田潤一）

文献

1) Naylor KE, Jacques RM, Paggiosi M, et al: Response of bone turnover markers to three oral bisphosphonate therapies in postmenopausal osteoporosis: the TRIO study. Osteoporos Int 27(1):21-31,2016
2) Saag K, Lindsay R, Kriegman A, et al: A single zoledronic acid infusion reduces bone resorption markers more rapidly than weekly oral alendronate in postmenopausal women with low bone mineral density. Bone 40(5):1238-1243,2007
3) Reid DM, Devogelaer JP, Saag K, et al: Zoledronic acid and risedronate in the prevention and treatment of glucocorticoid-induced osteoporosis (HORIZON): a multicentre, double-blind, double-dummy, randomised controlled trial. Lancet 373(9671): 1253-63,2009
4) Orwoll ES, Miller PD, Adachi JD, et al: Efficacy and safety of a once-yearly i.v. Infusion of zoledronic acid 5 mg versus a once-weekly 70-mg oral alendronate in the treatment of male osteoporosis: a randomized, multicenter, double-blind, active-controlled study. J Bone Miner Res 25(10):2239-50,2010
5) Diez-Perez A, Naylor KE, Abrahamsen B, et al: International Osteoporosis Foundation and European Calcified Tissue Society Working Group. Recommendations for the screening of adherence to oral bisphosphonates. Osteoporos Int 28(3):767-74,2017
6) Bauer DC, Garnero P, Hochberg MC, et al: Pretreatment levels of bone turnover and the antifracture efficacy of alendronate: the fracture intervention trial. J Bone Miner Res 21(2):292-9,2006
7) Seibel MJ, Naganathan V, Barton I, et al: Relationship between pretreatment bone resorption and vertebral fracture incidence in postmenopausal osteoporotic women treated with risedronate. J Bone Miner Res 19(2):323-9,2004
8) Roux C, Hofbauer LC, Ho PR, et al: Denosumab compared with risedronate in postmenopausal women suboptimally adherent to alendronate therapy: efficacy and safety results from a randomized open-label study. Bone 58:48-54,2014
9) 林政典：テリパラチド週1回皮下注射製剤（テリボン®）の骨粗鬆症患者に対する骨折抑制効果〜TOWER 試験結果より．Medical Science Digest 39:23-27,2013
10) Ravn P, Hosking D, Thompson D, et al: Monitoring of alendronate treatment and prediction of effect on bone mass by biochemical markers in the early postmenopausal intervention cohort study. J Clin Endocrinol Metab 84(7):2363-8,1999
11) Watts NB, Jenkins DK, Visor JM, et al: Comparison of bone and total alkaline phosphatase and bone mineral density in postmenopausal osteoporotic women treated with alendronate. Osteoporos Int 12(4):279-88,2001
12) Nenonen A, Cheng S, Ivaska KK, et al: Serum TRACP 5b is a useful marker for monitoring alendronate treatment: comparison with other markers of bone turnover. J Bone Miner Res 20(10):1804-12,2005
13) Hochberg MC, Silverman SL, Barr CE, et al: The utility of changes in serum levels of C-terminal telopeptide of type I collagen in predicting patient response to oral monthly ibandronate therapy. J Clin Densitom 13(2):181-9, 2010
14) Mori Y, Kasai H, Ose A, et al: Modeling and simulation of bone mineral density in Japanese osteoporosis patients treated with zoledronic acid using tartrate-resistant acid phosphatase 5b, a bone resorption marker. Osteoporos Int 29(5):1155-63,2018
15) Eastell R, Christiansen C, Grauer A, et al: Effects of denosumab on bone turnover markers in postmenopausal osteoporosis. J Bone Miner Res 26(3):530-7,2011
16) Tsujimoto M, Chen P, Miyauchi A, et al: PINP as an aid for monitoring patients treated with teriparatide. Bone 48(4):798-803,2011
17) Takada J, Dinavahi R, Miyauchi A, et al: Early increases in P1NP with romosozumab therapy as an indicator for BMD response. Abstract OR03-1, ENDO (Endocrine Society Annual Meeting) 2018
18) Bauer DC, Black DM, Garnero P, et al: Change in bone turnover and hip, non-spine, and vertebral fracture in alendronate-treated women: the fracture intervention trial. J Bone Miner Res 19(8):1250-8,2004
19) Eastell R, Barton I, Hannon RA, et al: Relationship of early changes in bone resorption to the reduction in fracture risk with risedronate. J Bone Miner Res 18(6):1051-6,2003
20) Reginster JY, Sarkar S, Zegels B, et al: Reduction in PINP, a marker of bone metabolism, with raloxifene treatment and its relationship with vertebral fracture risk. Bone 34(2):344-51,2004
21) Bjarnason NH, Sarkar S, Duong T, et al: Six and twelve month changes in bone turnover are related to reduction in vertebral fracture risk during 3 years of raloxifene treatment in postmenopausal osteoporosis. Osteoporos Int 12(11):922-30,2001
22) Bruyère O, Detilleux J, Chines A, et al: Relationships between changes in bone mineral density or bone turnover markers and vertebral fracture incidence in patients treated with bazedoxifene. Calcif Tissue Int 91(4): 244-9,2012
23) Bauer DC, Black DM, Bouxsein ML, et al: Treatment-related changes in bone turnover and fracture risk reduction in clinical trials of anti-resorptive drugs: A meta-regression. J Bone Miner Res 33(4):634-42,2018
24) Matsumoto T, et al: A new active vitamin D_3 analog, eldecalcitol, prevents the risk of osteoporotic fractures--a randomized, active comparator, double-blind study. Bone 49(4):605-12,2011
25) Uchida S, Taniguchi T, Shimizu T, et al: Therapeutic effects of alendronate 35 mg once weekly and 5 mg once daily in Japanese patients with osteoporosis: a double-blind, randomized study. J Bone Miner Metab 23(5):382-8,2005
26) Kishimoto H, Fukunaga M, Kushida K, et al: Efficacy and tolerability of once-weekly administration of 17.5 mg risedronate in Japanese patients with involutional osteoporosis: a comparison with 2.5-mg once-daily dosage regimen. J Bone Miner Metab 24(5):405-13,2006
27) Matsumoto T, Hagino H, Shiraki M, et al: Effect of daily oral minodronate on vertebral fractures in Japanese postmenopausal women with established osteoporosis: a randomized placebo-controlled double-blind study. Osteoporos Int 20(8):1429-37,2009
28) Nakamura T, Nakano T, Ito M, et al: Clinical efficacy on fracture risk and safety of 0.5 mg or 1 mg/month intravenous ibandronate versus 2.5 mg/day oral risedronate in patients with primary osteoporosis. Calcif Tissue Int 93(2):137-46,2013
29) Nakamura T, Ito M, Hashimoto J, et al: Clinical efficacy and

safety of monthly oral ibandronate 100 mg versus monthly intravenous ibandronate 1 mg in Japanese patients with primary osteoporosis. Osteoporos Int 26(11):2685-93,2015

30) Morii H, Ohashi Y, Taketani Y, et al: Effect of raloxifene on bone mineral density and biochemical markers of bone turnover in Japanese postmenopausal women with osteoporosis: results from a randomized placebo-controlled trial. Osteoporos Int 14(10):793-800,2003

31) Itabashi A, Yoh K, Chines AA, et al: Effects of bazedoxifene on bone mineral density, bone turnover, and safety in postmenopausal Japanese women with osteoporosis. J Bone Miner Res 26(3):519-29,2011

32) Miyauchi A, Matsumoto T, Sugimoto T, et al: Effects of teriparatide on bone mineral density and bone turnover markers in Japanese subjects with osteoporosis at high risk of fracture in a 24-month clinical study: 12-month, randomized, placebo-controlled, double-blind and 12-month open-label phases. Bone 47(3):493-502,2010

33) Nakamura T, Sugimoto T, Nakano T, et al: Randomized Teriparatide [human parathyroid hormone (PTH) 1-34] Once-Weekly Efficacy Research (TOWER) trial for examining the reduction in new vertebral fractures in subjects with primary osteoporosis and high fracture risk. J Clin Endocrinol Metab 97(9):3097-106,2012

34) Nakamura T, Matsumoto T, Sugimoto T, et al: Clinical Trials Express: fracture risk reduction with denosumab in Japanese postmenopausal women and men with osteoporosis: denosumab fracture intervention randomized placebo controlled trial (DIRECT). J Clin Endocrinol Metab 99(7):2599-607,2014

35) Sugimoto T, Matsumoto T, Hosoi T, et al: Three-year denosumab treatment in postmenopausal Japanese women and men with osteoporosis: results from a 1-year open-label extension of the Denosumab Fracture Intervention Randomized Placebo Controlled Trial (DIRECT). Osteoporos Int 26(2):765-74,2015

36) Ishibashi H, Crittenden DB, Miyauchi A, et al: Romosozumab increases bone mineral density in postmenopausal Japanese women with osteoporosis: A phase 2 study. Bone 103:209-15,2017

3 骨代謝マーカーによる骨粗鬆症治療薬の効果判定

2) 治療効果判定における適切な骨代謝マーカーの測定時期

POINTS

- ビスホスホネート薬，抗 RANKL 抗体薬による治療では，治療開始時と治療開始から 3～6 ヵ月の間隔をあけ，骨吸収マーカーと骨形成マーカーの両者を測定して，治療への反応，服薬順守状況を確認する。
- 骨形成促進薬のうち遺伝子組換えテリパラチド（連日皮下注製剤）では，治療開始時と治療開始から 3～4 ヵ月の間隔をあけて，骨形成マーカーを 2 回測定し，変化率を算出する。
- テリパラチド酢酸塩（週 1 回皮下注製剤），SERM，エルデカルシトールによる治療時にも，治療開始時と治療開始から 3～6 ヵ月の間隔をあけて，骨形成マーカーの測定が勧められるが，治療による変化が小さいので注意を要する。

KEYWORDS 骨吸収抑制薬，骨形成促進薬，骨吸収マーカー，骨形成マーカー

適切な測定時期は

骨粗鬆症治療中の骨代謝マーカー測定には 2 つの重要な目的がある。1 つは患者の服薬コンプライアンスを含めた薬効発現の確認である。もう 1 つは骨代謝マーカーの変化によって患者の治療継続率を高めることである。これらの目的を果たすためには，薬物が作用していれば骨代謝マーカーに変化が現れる時期が，治療開始後の適切な測定時期となる。

1. 骨吸収抑制薬

ビスホスホネート薬

骨吸収マーカーである DPD，NTX，CTX，TRACP-5b は，治療開始時と開始から 3～6 ヵ月後に測定し，変化率を算出することが推奨される（巻末資料：図 D）[1]。骨粗鬆症の薬物治療経験のない閉経後女性 172 例を対象に，ビスホスホネート薬による治療開始後に骨代謝マーカーを測定した TRIO study で，治療開始 3 ヵ月後に LSC を超え，レスポンダーと判定されたのは sCTX で，86.9 %（127/146）であった[2]。

この結果から，ビスホスホネート薬による治療開始 3 ヵ月後以降に測定して変化率を算出することが勧められる。変化率が LSC を超えていれば，治療に反応していると考えられる。

骨形成マーカーはビスホスホネート薬による治療開始後，骨吸収マーカーよりも遅れて低下する。TRIO study で治療開始 3 ヵ月後にレスポンダーと判定されたのは，Intact P1NP で 83.9 %（125/149），OC で 65 %（96/148），BAP で 60 %（89/149）であった[2]。さらに sCTX と Intact P1NP のいずれかが LSC を超えたのは 94.5 % であった。そこで，治療開始時と開始から 3～6 ヵ月後に，骨吸収マーカーと骨形成マーカーの両者を測定して，治療への反応，服薬順守状況を確認するのが望ましい。これらのマーカーの有意な低下が観察されれば治療を継続し，観察されなければ服薬状況を確認する（巻末資料：表 B）。

抗 RANKL 抗体薬

デノスマブは治療開始後 1 週間で骨吸収マーカーの著しい低下が観察されている[3,4]。一方，骨形成マーカーは骨吸収マーカーに遅れて低下するため，投与後 1 ヵ月では低下幅が小さいが，3 ヵ月の時点で最低値

となる．したがって，デノスマブ治療では治療開始時と治療開始から3ヵ月程度の間隔をあけて骨吸収マーカーと骨形成マーカーの両者を測定することが勧められる(**巻末資料：図D**)．

その他の骨吸収抑制薬

SERM(選択的エストロゲン受容体モジュレーター)のラロキシフェン，バゼドキシフェンと，活性型ビタミンD_3薬のエルデカルシトール投与後の骨代謝マーカーの低下は，ビスホスホネート薬やデノスマブの場合よりも小さい．しかしながら，国内外の試験で，3ヵ月時点で有意な低下が観察されている[5-7]．したがって，ビスホスホネート薬やデノスマブと同様に治療開始時点と治療開始後から3〜6ヵ月の間隔での測定が勧められる．

2. 骨形成促進薬

遺伝子組換えテリパラチド(連日皮下注製剤)では，治療開始後早期にIntact P1NPが上昇する[8]．Intact P1NPに比べてBAPの上昇幅は小さい．遺伝子組換えテリパラチド投与中の骨吸収マーカーはIntact P1NPの上昇に遅れるものの，治療開始3ヵ月後には上昇が観察される[9]．そこで治療開始時と治療開始から3ヵ月程度の間隔をあけて2回目の測定を実施し，変化率を算出する．

テリパラチド酢酸塩(週1回皮下注製剤)治療を行ったTOWER試験では，骨形成マーカーのOCは治療期間を通じて高値傾向で推移したが，Intact P1NPは治療開始3ヵ月後までは高値を示すが，それ以降はベースラインよりも低値傾向で推移した[10]．骨吸収マーカーのuNTXも，テリパラチド酢酸塩投与開始6ヵ月後から低値傾向を示すことが報告されている．これらの骨吸収マーカー，骨形成マーカーの変化幅は小さいので，注意を要する．

有意な変化が認められない場合は

検体の採取時間や食事時間を一定にして測定を行って，骨代謝マーカーの有意な変化が認められない場合には，まず服薬・投薬状況を確認する(**巻末資料：表B**)．またビスホスホネート薬，デノスマブ，SERM，遺伝子組換えテリパラチド(連日皮下注製剤)以外の薬物では骨代謝マーカーの変化が小さいことを考慮する．

(萩野 浩)

文献

1) Diez-Perez A, K.E. Naylor B, Abrahamsen D, et al: Adherence Working Group of the International Osteoporosis Foundation and the European Calcified Tissue Society: International Osteoporosis Foundation and European Calcified Tissue Society Working Group. Recommendations for the screening of adherence to oral bisphosphonates. Osteoporos Int 28(3):767-74,2017
2) Naylor KE, Jacques RM, Paggiosi M, et al: Response of bone turnover markers to three oral bisphosphonate therapies in postmenopausal osteoporosis: the TRIO study. Osteoporos Int 27(1):21-31,2016
3) Eastell R, Christiansen C, Grauer A, et al: Effects of denosumab on bone turnover markers in postmenopausal osteoporosis. J Bone Miner Res 26(3):530-7,2011
4) Nakamura T, Matsumoto T, Sugimoto T, et al: Dose-response study of denosumab on bone mineral density and bone turnover markers in Japanese postmenopausal women with osteoporosis. Osteoporos Int 23(3):1131-40,2012
5) Naylor KE, Jacques RM, Peel NF, et al: Response of bone turnover markers to raloxifene treatment in postmenopausal women with osteopenia. Osteoporos Int 27(8):2585-92,2016
6) Itabashi A, Yoh K, Chines AA, et al: Effects of bazedoxifene on bone mineral density, bone turnover, and safety in postmenopausal Japanese women with osteoporosis. J Bone Miner Res 26(3):519-29,2011
7) Matsumoto T, Miki T, Hagino H, et al: A new active vitamin D, ED-71, increases bone mass in osteoporotic patients under vitamin D supplementation: a randomized, double-blind, placebo-controlled clinical trial. J Clin Endocrinol Metab 90(9):5031-6,2005
8) Glover SJ, Eastell R, McCloskey EV, et al: Rapid and robust response of biochemical markers of bone formation to teriparatide therapy. Bone 45(6):1053-8,2009
9) Black DM, Greenspan SL, Ensrud KE, et al: The effects of parathyroid hormone and alendronate alone or in combination in postmenopausal osteoporosis. N Engl J Med 349(13):1207-15,2003

10) Nakamura T, Sugimoto T, Nakano T, et al: Randomized Teriparatide [human parathyroid hormone(PTH) 1-34] Once-Weekly Efficacy Research (TOWER) trial for examining the reduction in new vertebral fractures in subjects with primary osteoporosis and high fracture risk. J Clin Endocrinol Metab 97(9):3097-106,2012

第4章

続発性骨粗鬆症における骨代謝マーカー

第4章 続発性骨粗鬆症における骨代謝マーカー

続発性骨粗鬆症における骨代謝マーカー

POINTS

- 続発性骨粗鬆症での骨代謝マーカー測定値の解釈は，原疾患の病態生理を理解して行うべきである。
- 局所性に骨代謝回転が亢進する疾患では，局所の変化を反映して骨代謝マーカーが上昇する。これは必ずしも全身の骨代謝回転亢進を反映しない。
- 慢性腎臓病患者では，腎排泄性の血清マーカーは骨代謝回転と関係なく上昇する。
- 悪性腫瘍の骨転移では血清 1CTP が特異的に上昇する場合がある。

KEYWORDS ステロイド性骨粗鬆症，関節リウマチ，慢性腎臓病（CKD），悪性腫瘍

骨代謝マーカー測定値の解釈は

原発性骨粗鬆症と異なり，続発性骨粗鬆症での骨代謝マーカー測定値の解釈はそれぞれの原疾患で異なってくる。本章では，続発性骨粗鬆症を惹起する疾患ごとに骨代謝マーカー測定値の解釈について述べる。

1. ステロイド性骨粗鬆症

ステロイド薬による骨粗鬆症の主たる発症機序として，ステロイドが腸管でのカルシウム吸収阻害や尿中カルシウム排泄亢進を惹起することによる骨吸収の亢進と，直接的な骨芽細胞分化抑制，脳下垂体・性腺・副腎阻害による骨形成低下があげられる。実際，プレドニゾロン服用量と骨吸収マーカーである uNTX の間には正相関が示されている[1]。また，ステロイド投与により骨芽細胞は分化抑制やアポトーシス誘導によって機能が抑制される[2]。

骨吸収に対する骨形成の程度を表す骨形成/吸収マーカー比が有用との報告[3]もあるが，複数項目の測定が必要となるため，保険適用上での測定はできない。ただし，骨折リスクはステロイドの投与早期から高まり，これには骨質劣化が関与するため骨密度や骨代謝マーカーによる骨折予測は限定される[4]。

2. 関節リウマチ

関節リウマチ患者での骨粗鬆症は全身性骨粗鬆症に加えて，炎症関節近傍の傍関節性骨粗鬆症も併発する[5]。骨吸収が炎症関節やその近傍で局所的に亢進した場合，局所での骨破壊に由来する骨吸収マーカーが

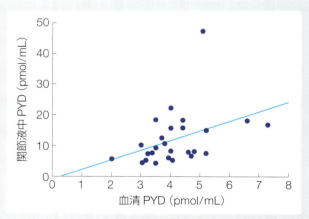

図1 関節リウマチ患者の膝関節液中と血清の骨吸収マーカー値の相関
Furumitsu Y, et al. J Rheumatol 27(1):64-70, 2000
© 2000 The Journal of Rheumatology. Reprinted with permission from The Journal of Rheumatology.

その血清濃度を上昇させると考えられる。そのため，日本人関節リウマチ患者の関節水腫から採取した関節液中の DPD, PYD の濃度が血清濃度と正相関することが示されている（図1）[6]。局所での骨破壊が血清骨吸収マーカーを上昇させることは，関節リウマチ以外にも骨パジェット病などで示されている。骨折時の局所での骨形成亢進を反映している BAP 上昇なども，同じ機序によって説明可能である。

3. 慢性腎臓病（CKD）

骨粗鬆症は高齢者に頻発し，また CKD 合併の症例が多い。GFR ＜ 60 mL/min の CKD ステージ 3 患者では，推算糸球体濾過量（eGFR）低下とともに副甲状腺ホルモン（PTH）過剰，骨代謝マーカーが上昇する（図2）[7,8]。PTH 過剰による海綿骨・皮質骨の骨吸収・形成促進の程度は，部位により異なる。PTH 過剰を副甲状腺摘出（parathyroidectomy: PTX）後に急激に消失させ，前後での骨生検指標と血清骨代謝マーカーの推移を調べた報告[7]では，PTH 作用の急激な喪失により，骨生検上，海綿骨部内膜面では骨吸収活性が速やかに 0 となっているのに対して，皮質骨内スペースや，とくに外膜面では骨吸収活性が長期にわたって残る。骨形成活性はいずれの部位でも，PTX 4 週間後に一過性に上昇して低下する。血清マーカーはこれらの部位の総和を反映して変動していることがわかる（図3）[9]。したがって，続発性骨粗鬆症の場合や，骨吸収の程度が部位によって偏りがみられる場合，血清マーカー値の変動の解釈に際しては，血清マーカーがどの部位の変化を反映しているのかを考慮する必要がある。

さらに CKD 患者の骨代謝マーカー値を解釈する場合，各マーカーの腎排泄性の有無を考慮すべきである（第 2 章 5：表 2）[10]。sNTX，OC などの腎排泄性マーカーでは，eGFR 低下とともに上昇する率は，腎機能に影響を受けない TRACP-5b，BAP の上昇率より有

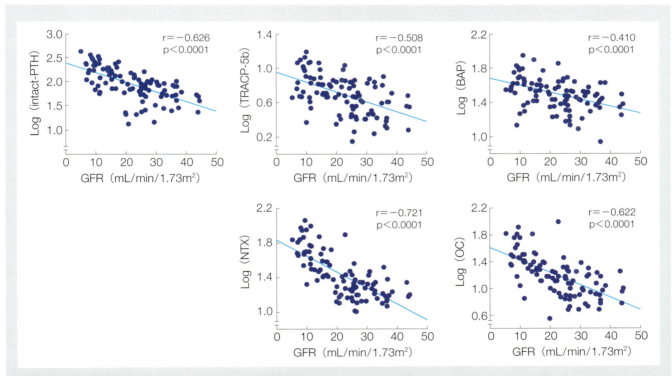

図2 CKD 患者での GFR と各骨代謝マーカーの関係
Kurajoh M, et al. Osteoporos Int 19(5):709-16,2008
© 2008 International Osteoporosis Foundation and National Osteoporosis Foundation. Reprinted with permission from Springer Nature.
Yamada S, et al. Clin Endocrinol (Oxf) 69(2):189-96,2008
© 2008 Shinsuke Yamada, et al. Reprinted with permission from John Wiley and Sons.

第4章 続発性骨粗鬆症における骨代謝マーカー

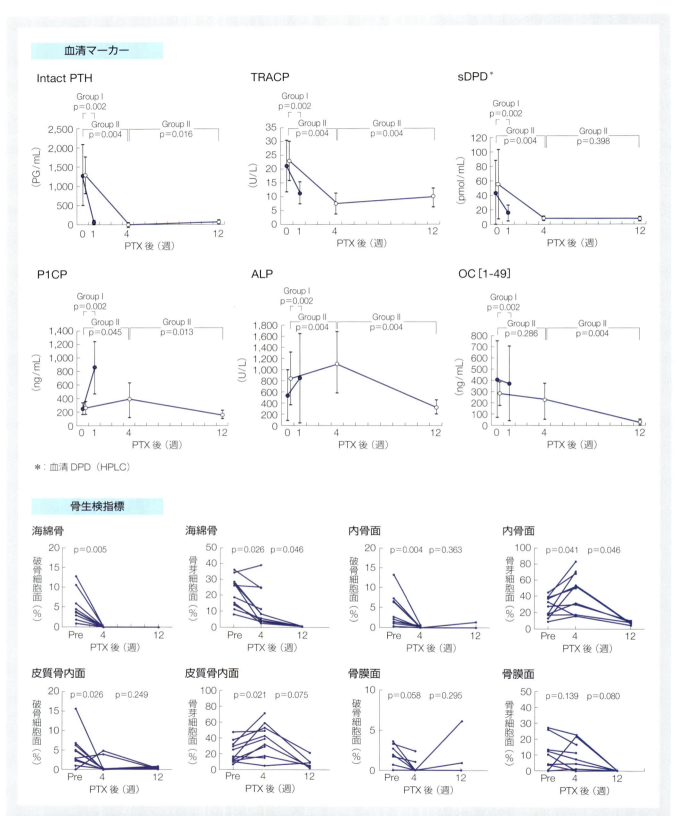

図3 腎性副甲状腺機能亢進症における副甲状腺摘出前後の血清マーカーと骨生検指標の変化
Yajima A, et al. Nephrol Dial Transplant 22(6):1645-57, 2007
© 2007 Aiji Yajima, et al. Reprinted with permission from Oxford University Press.

意に高い（図2）[8]，腎機能低下による見かけ上の上昇が腎排泄性のマーカーでは認められ，骨代謝回転を実際より過大に見積もる恐れがある。この腎機能低下による腎排泄性マーカー上昇の度合いが加齢に伴って大きくなるため，高齢骨粗鬆症患者では腎機能低下に影響を受けないマーカーの選択が推奨される。

4. 悪性腫瘍の骨転移

溶骨性骨転移を起こす悪性腫瘍では骨代謝マーカーの上昇がみられるが，sNTX，CTX および TRACP-5b に比べて，1CTP の上昇が顕著となる。これは破骨細胞のカテプシン K による骨吸収では，1CTP は切断されて血清での抗原性を喪失するのに対して，骨転移での骨吸収に重要なマトリックスメタロプロテアーゼ（MMP）による骨吸収では 1CTP 部分は切断されず，血清での抗原性が維持されるためである[11]。ただし，血清 1CTP は骨吸収マーカーを反映するが，骨代謝マーカーとしての保険適用はなく，悪性腫瘍特異物質治療管理料としての算定が必要であることに注意する。

（稲葉雅章）

文献

1) 田中郁子, 大島久二：骨粗鬆症診療における骨代謝マーカー測定の意義1. ステロイド性骨粗鬆症への骨代謝マーカーの利用. Osteoporosis Jpn 14(2):217-20,2006
2) Weinstein RS, Jilka RL, Parfitt AM, et al: Inhibition of osteoblastogenesis and promotion of apoptosis of osteoblasts and osteocytes by glucocorticoids. Potential mechanisms of their deleterious effects on bone. J Clin Invest 102(2):274-82,1998
3) Ueda M, Inaba M, Okuno S, et al: Clinical usefulness of the serum N-terminal propeptide of type I collagen as a marker of bone formation in hemodialysis patients. Am J Kidney Dis 40(4):802-9,2002
4) van Staa TP: The pathogenesis, epidemiology and management of glucocorticoid-induced osteoporosis. Calcif Tissue Int 79(3):129-37,2006
5) Inaba M, Nagata M, Goto H, et al: Preferential reductions of paraarticular trabecular bone component in ultradistal radius and of calcaneus ultrasonography in early-stage rheumatoid arthritis. Osteoporos Int 14(8):683-7,2003
6) Furumitsu Y, Inaba M, Yukioka K, et al: Levels of serum and synovial fluid pyridinium crosslinks in patients with rheumatoid arthritis. J Rheumatol 27(1):64-70,2000
7) Kurajoh M, Inaba M, Yamada S, et al: Association of increased active PTH(1-84) fraction with decreased GFR and serum Ca in predialysis CRF patients: modulation by serum 25-OH-D. Osteoporos Int 19(5):709-16,2008
8) Yamada S, Inaba M, Kurajoh M, et al: Utility of serum tartrate-resistant acid phosphatase (TRACP5b) as a bone resorption marker in patients with chronic kidney disease: independence from renal dysfunction. Clin Endocrinol (Oxf) 69(2):189-96,2008
9) Yajima A, Inaba M, Ogawa Y, et al: Significance of time-course changes of serum bone markers after parathyroidectomy in patients with uraemic hyperparathyroidism. Nephrol Dial Transplant 22(6):1645-57,2007
10) 骨粗鬆症の予防と治療ガイドライン作成委員会（編）．骨粗鬆症の予防と治療ガイドライン 2015 年版．東京，ライフサイエンス出版．132-33,2015
11) Sassi ML, Eriksen H, Risteli L, et al: Immunochemical characterization of assay for carboxyterminal telopeptide of human type I collagen: loss of antigenicity by treatment with cathepsin K. Bone 26(4):367-73,2000

第5章

逐次療法，併用療法の骨代謝マーカー変動

逐次療法，併用療法の骨代謝マーカー変動

POINTS

- 骨形成促進薬から骨吸収抑制薬への逐次投与により，骨吸収マーカー，骨形成マーカーともに低下が観察される。
- 骨吸収抑制薬から骨形成促進薬への逐次投与によって，骨吸収マーカー，骨形成マーカーともに上昇する。
- 骨吸収抑制薬と骨形成促進薬の併用では，それぞれの単独投与群に比較して，骨吸収マーカー，骨形成マーカーともに中間の値になるとの報告が多い。

KEYWORDS　逐次療法，併用療法，骨吸収抑制薬，骨形成促進薬

逐次療法での骨代謝マーカーの変動は

わが国で使用されている骨粗鬆症治療薬のうち，骨吸収抑制薬では窒素含有ビスホスホネート薬，抗RANKL抗体薬，SERM（選択的エストロゲン受容体モジュレーター），骨形成促進薬では遺伝子組換えテリパラチド（連日皮下注製剤）について，両者の逐次療法および併用療法を検討した臨床試験で骨代謝マーカーの変化が観察されている。

1. 骨形成促進薬から骨吸収抑制薬へ

骨形成促進薬のテリパラチドは，遺伝子組換えテリパラチド（連日皮下注製剤，以下，連日テリパラチド），テリパラチド酢酸塩（週1回皮下注製剤）ともに使用期間が2年間で，その後，無治療では骨密度が低下することが知られている。そこで，テリパラチドによる治療後には骨吸収抑制薬の逐次投与が勧められる。

連日テリパラチド終了後に，ビスホスホネート薬による治療を開始すると，骨吸収マーカー，骨形成マーカーはともに速やかに低下する[1]。Intact P1NPは連日テリパラチド投与によって上昇しているため，ビスホスホネート薬投与開始後には低下が大きく，TRACP-5bが30％程度であるのに対し，Intact P1NPは50％以上低下する（**図1**）[2]。連日テリパラチドによる治療後に抗RANKL抗体薬（デノスマブ）の投与を開始すると，ビスホスホネート薬の場合と同様に骨吸収マーカー，骨形成マーカーはともに速やかに低下するが，その程度は骨吸収マーカーのTRACP-5bではビスホスホネート薬の場合よりも有意に大きい（**図1**）[2]。連日テリパラチドによる治療後にラロキシフェン投与を開始すると速やかな骨吸収マーカー，骨形成マーカーの低下が観察され，変更後3ヵ月時点での骨吸収マーカーであるuCTXの低下と，骨密度上昇が関連していた[3]。

2. 骨吸収抑制薬から骨形成促進薬へ

連日テリパラチド投与以前に骨吸収抑制薬が投与されていると，連日テリパラチドの効果が異なり，ビスホスホネート薬の前投与例では，連日テリパラチド投与開始後早期における骨密度上昇幅はビスホスホネート薬未投与例に比べて小さい。しかしながら，骨代謝マーカーのIntact P1NPおよびTRACP-5bはビスホスホネート薬投与例でも上昇が観察される[4,5]。

抗RANKL抗体薬から連日テリパラチドへ変更した例では，大腿骨近位部や前腕骨の骨密度低下が生じ

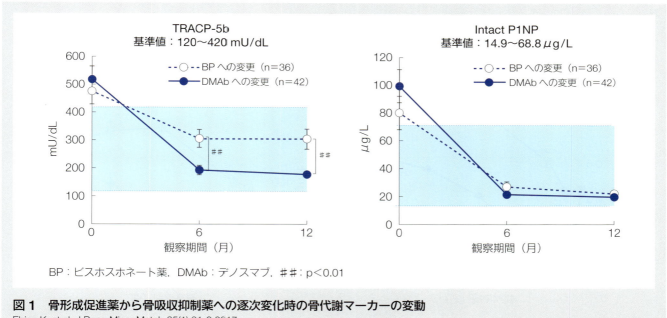

図1 骨形成促進薬から骨吸収抑制薬への逐次変化時の骨代謝マーカーの変動
Ebina K, et al. J Bone Miner Metab 35(1):91-8, 2017

ることが報告されている[1]。これは骨代謝回転の亢進に伴う変化と考えられ,薬物変更の1ヵ月後には骨吸収マーカー,骨形成マーカーが急速に上昇する。

SERMから連日テリパラチドへの変更例では,変更後早期の骨密度の上昇幅がビスホスホネート薬からの変更例よりも大きい[6]。骨代謝マーカーの変化もSERM前投与群とビスホスホネート薬前投与群では異なり,変更後1ヵ月時点でのBAP,OC,P1NPの上昇は,アレンドロン酸前投与群よりもラロキシフェン前投与群が有意に大きかった[6]。

3. 骨吸収抑制薬から異なる骨吸収抑制薬へ

アレンドロン酸による治療例を対象に,ビスホスホネート薬を継続した例と抗RANKL抗体薬へ変更した例の比較では,抗RANKL抗体薬への変更例のほうが骨吸収マーカー,骨形成マーカーともに低下が大きい[7,8]。

併用療法での骨代謝マーカーの変動は

1. 骨形成促進薬と骨吸収抑制薬の併用

アレンドロン酸あるいはラロキシフェン投与例を対象に連日テリパラチドを追加・併用した群と連日テリパラチドへ変更した群とを比較した結果では,骨密度上昇幅はアレンドロン酸,ラロキシフェンいずれの群でも,連日テリパラチド追加群のほうが大きかった。一方,骨吸収マーカー,骨形成マーカーともに連日テリパラチド追加併用群よりも連日テリパラチドへの変更群のほうが上昇幅が大きかった[9]。また,連日テリパラチド投与例にラロキシフェンあるいはアレンドロン酸を併用すると,連日テリパラチド単独継続群に比較して,有意に骨吸収マーカー,骨形成マーカーの低下が観察される[10]。

閉経後骨粗鬆症例を対象としたゾレドロン酸と連日テリパラチドそれぞれの単独投与例と併用例の比較では,骨吸収マーカー,骨形成マーカーいずれも,ゾレドロン酸単独投与群では低下し,連日テリパラチド単独投与群では上昇し,併用群では両群の中間の値と

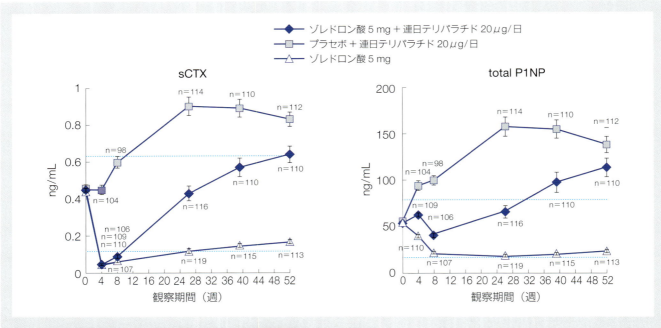

図2 骨形成促進薬と骨吸収抑制薬の併用時の骨代謝マーカーの変動
Cosman F, et al. J Bone Miner Res 26(3):503-11, 2011
© 2011 American Society for Bone and Mineral Research. Reprinted with permission from John Wiley and Sons.

なった（図2）[11,12]。これらの骨代謝マーカーの変化は連日テリパラチドによる骨代謝回転の亢進が，骨吸収抑制薬により抑制された結果と考えられる。一方，別の試験では，男性骨粗鬆症例を対象としてリセドロン酸と連日テリパラチドそれぞれの単独投与と併用とを比較した結果，単独投与群よりも併用群で骨形成マーカーの上昇が大きかったが[13]，その理由は明らかではない。

2. 異なる骨吸収抑制薬の併用

骨吸収抑制薬の併用に関しては，アレンドロン酸とラロキシフェンの併用が報告されている[14]。その結果は，骨吸収マーカー，骨形成マーカーともに併用群で，単剤群に比較して低下が大きかった。

3. 骨吸収抑制薬と活性型ビタミン D_3 薬の併用

抗RANKL抗体薬と活性型ビタミン D_3 薬の併用は，天然型ビタミンD併用群との比較で，骨代謝マーカーの推移に差はない[15]。アレンドロン酸とエルデカルシトールとの併用では，天然型ビタミンD併用に比較して骨吸収マーカーの低下が有意に大きかった[16]。

（萩野　浩）

文献

1) Leder BZ, Tsai JN, Uihlein AV, et al: Denosumab and teriparatide transitions in postmenopausal osteoporosis (the DATA-Switch study): extension of a randomised controlled trial. Lancet 386(9999):1147-55, 2015
2) Ebina K, Hashimoto J, Kashii M, et al: The effects of switching daily teriparatide to oral bisphosphonates or denosumab in patients with primary osteoporosis. J Bone Miner Metab 35(1):91-8, 2017
3) Adami S, San Martin J, Muñoz-Torres M, et al: Effect of raloxifene after recombinant teriparatide hPTH(1-34)) treatment in

postmenopausal women with osteoporosis. Osteoporos Int 19(1):87-94,2008
4) Yoshiki F, Nishikawa A, Taketsuna M, et al: Efficacy and safety of teriparatide in bisphosphonate-pretreated and treatment-naive patients with osteoporosis at high risk of fracture: Post hoc analysis of a prospective observational study. J Orthop Sci 22(2):330-8,2017
5) Middleton ET, Steel SA, Doherty SM: The effect of prior bisphosphonate exposure on the treatment response to teriparatide in clinical practice. Calcif Tissue Int 81(5):335-40,2007
6) Ettinger B, San Martin J, Crans G, et al: Differential effects of teriparatide on BMD after treatment with raloxifene or alendronate. J Bone Miner Res 19(5):745-51,2004
7) Kendler DL, Roux C, Benhamou CL, et al: Effects of denosumab on bone mineral density and bone turnover in postmenopausal women transitioning from alendronate therapy. J Bone Miner Res 25(1):72-81,2010
8) Brown JP, Roux C, Ho PR, et al: Denosumab significantly increases bone mineral density and reduces bone turnover compared with monthly oral ibandronate and risedronate in postmenopausal women who remained at higher risk for fracture despite previous suboptimal treatment with an oral bisphosphonate. Osteoporosis Int 25(7):1953-61,2014
9) Cosman F, Wermers RA, Recknor C, et al: Effects of teriparatide in postmenopausal women with osteoporosis on prior alendronate or raloxifene: differences between stopping and continuing the antiresorptive agent. J Clin Endocrinol Metab 94(10):3772-80,2009
10) Muschitz C, Kocijan R, Fahrleitner-Pammer A, et al: Antiresorptives overlapping ongoing teriparatide treatment result in additional increases in bone mineral density. J Bone Miner Res 28(1):196-205,2013
11) Cosman F, Eriksen EF, Recknor C, et al: Effects of intravenous zoledronic acid plus subcutaneous teriparatide rhPTH(1-34)) in postmenopausal osteoporosis. J Bone Miner Res 26(3):503-11,2011
12) Finkelstein JS, Wyland JJ, Lee H, et al: Effects of teriparatide, alendronate, or both in women with postmenopausal osteoporosis. J Clin Endocrinol Metab 95(4):1838-45,2010
13) Walker MD, Cusano NE, Sliney J Jr, et al: Combination therapy with risedronate and teriparatide in male osteoporosis. Endocrine 44(1):237-46,2013
14) Johnell O, Scheele WH, Lu Y, et al: Additive effects of raloxifene and alendronate on bone density and biochemical markers of bone remodeling in postmenopausal women with osteoporosis. J Clin Endocrinol Metab 87(3):985-92,2002
15) Ebina K, Kashii M, Hirao M, et al: Comparison of the effects of denosumab between a native vitamin D combination and an active vitamin D combination in patients with postmenopausal osteoporosis. J Bone Miner Metab 35:571-80,2017
16) Sakai A, Ito M, Tomomitsu T, et al: Efficacy of combined treatment with alendronate (ALN) and eldecalcitol, a new active vitamin D analog, compared to that of concomitant ALN, vitamin D plus calcium treatment in Japanese patients with primary osteoporosis. Osteoporos Int 26(3):1193-202,2015

第6章
医療経済効果への可能性
(アドヒアランス向上への取り組み)

第6章　医療経済効果への可能性（アドヒアランス向上への取り組み）

医療経済効果への可能性
（アドヒアランス向上への取り組み）

POINTS

- 骨粗鬆症薬物治療のアドヒアランスが悪いと，脆弱性骨折リスクを高め，費用対効果を低下させる。
- 骨代謝マーカーの推移の情報を提供することはアドヒアランス向上につながる。

KEYWORDS　医療経済，アドヒアランス，コンプライアンス，質調整生存年（QALY）

骨粗鬆症薬物治療のアドヒアランスと医療経済との関係は

　骨粗鬆症治療の効果は，ランダム化比較試験（randomized controlled trial: RCT）でアドヒアランスが良い状態であれば，椎体骨折のリスクは30〜70％，非椎体骨折は15〜20％，大腿骨近位部骨折は40％低減される[1]。しかし，実臨床の世界はRCTとは違い服薬状況はさまざまであり，RCTで認められた効果を実臨床に外挿できないのが現実である。
　骨粗鬆症薬物治療のアドヒアランスが悪いと，脆弱性骨折リスクを高めて費用対効果を悪化させる[2]。米国の保険請求のデータベース約3万5,000例を対象にした大規模な研究では，ビスホスホネート薬治療において服薬順守率（MPR）が80％以上のアドヒアランスの良い群は全体の43％であり，アドヒアランスの悪い群に比べると，骨折全体としては21％，椎体骨折は37％，非椎体骨折は20％，大腿骨近位部骨折は37％のリスク低下が認められた[3]。米国のケアデータベース約3万8,000例の骨粗鬆症女性を1.7年間追跡して，コンプライアンス（以下，引用文献の表現に準じてアドヒアランスまたはコンプライアンスを用いる）別に全骨折リスクを調べると，コンプライアンスが50％未満群は，コンプライアンスが良い群（90％以上）に比べて全骨折リスクは1.21倍，コンプライアンス50〜80％との比較では1.18倍，80〜90％では1.09倍ほど高かった[4]。さらに，コンプライアンスの悪い群では，すべての原因による入院のリスクは37％上昇し，すべての医療サービスのコストは高かった。
　ビスホスホネート薬治療においてコンプライアンス80％であれば，臨床椎体骨折発生は半分に，大腿骨近位部骨折は70％に抑制されるが，コンプライアンス40％では，臨床椎体骨折は80％にしか抑制されず，大腿骨近位部骨折については治療を受けていない人とほとんど変わらなかった（図1）[5]。完全に健康な1年間に相当する，1質調整生存年（quality-adjusted life years: QALY）獲得に対するコストは，完全に継続した場合と実臨床を比べると，実臨床で高く，コンプライアンスが良いほどコストはかからなかった[5]。
　アドヒアランスが十分であれば，骨折リスクは低下し，QALYを延長させる。治療コストは高くなるが，骨折に関連したコストは低くなる。アドヒアランスを考慮した医療経済モデルを使うと，骨粗鬆症薬物治療のアドヒアランスが良ければ，70歳以上ではコスト削減につながる[6]。

アドヒアランス向上のための骨代謝マーカー活用は

　患者は薬物効果についての情報を与えられると，アドヒアランスが高くなることは臨床でよく経験される。骨粗鬆症治療のアドヒアランスを向上させるため

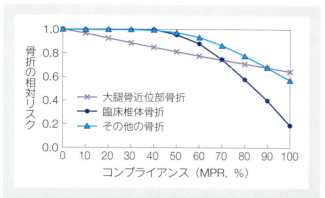

図1 ビスホスホネート薬治療におけるコンプライアンス別の骨折相対リスク
Hiligsmann M, et al. Calcif Tissue Int 86(3):202-10, 2010
© 2010 Springer Science+Business Media, LLC. Reprinted with permission from Springer Nature.

アドヒアランスと骨折抑制効果との直接的な関係は認められなかったが，骨代謝マーカーと骨密度がLSC以上に反応した例は，アドヒアランスが良かった。この結果は，骨代謝マーカーと骨密度がLSC以上に反応すると治療アドヒアランスは良くなり，結果的に骨折低下につながったのではないかと考えられる。

2017年1月に，国際骨粗鬆症財団（IOF）と欧州石灰化組織学会（ECTS）のワーキンググループは，TRIO studyの再解析に基づき，経口ビスホスホネート薬のアドヒアランスの評価に骨代謝マーカーを利用するよう勧告[12]した（第3章2-1)-c参照）。TRIO studyは，3つのビスホスホネート薬（イバンドロン酸，アレンドロン酸，リセドロン酸）で，閉経後女性172例を対象に2年間治療したRCTである。対照群（87例の閉経前女性）に比べ，3ヵ月治療後に，sCTXはイバンドロン酸で73％，アレンドロン酸で81％，リセドロン酸で68％抑制された。骨代謝マーカーがLSC以上に変化した例を「治療に反応した」と定義すると，反応した例の割合は，イバンドロン酸で84％，アレンドロン酸で98％，リセドロン酸で78％であった。P1NPについても3ヵ月でそれぞれの薬物で63％，56％，48％抑制され，治療に反応した例の割合はそれぞれ，94％，82％，75％であった。ビスホスホネート薬治療に反応した例の割合は，sCTXのみで判定すると86.9％，P1NPのみで83.9％であり，sCTXとP1NPのいずれかで判定すると94.5％であった。この結果から，ビスホスホネート薬の治療効果を骨代謝マーカーの変化でみると8割以上の人が治療に反応していることがわかり，その情報を提供することで，アドヒアランス向上を期待できる。

この勧告の中で，IOFとECTSのワーキンググループは，ベースラインと3ヵ月後に骨代謝マーカーを測定し，LSC以上に低下していたら治療を続け，LSC未満では，コンプライアンスが悪いのかそのほかの問題があるのか再評価するアルゴリズムを提示している（図2）。骨代謝マーカーのモニタリングが直接アドヒアランスに影響を与えるという十分な証拠は今のところないが，このようなモニタリングが実臨床のアドヒアランスに影響を与えるかどうか，今後の検討が必要であろう。

に，患者教育，モニタリング，患者サポート，薬剤師の介入などが行われている。2012年までの文献レビューでは，多くの研究から患者教育の有効性が示された[7]。このレビューでは，モニタリングの有効性は認められなかったが，モニタリングの方法の一つとして，骨代謝マーカーの推移の情報を提供することはアドヒアランス向上につながる[8]。ラロキシフェン投与において，モニターしない群，骨代謝マーカーあるいはインタビューでモニターした群を比較すると，モニター群のアドヒアランス，継続率は高かった。モニター方法によってアドヒアランスに差はなかったが，骨代謝マーカーがよく反応しているグループではアドヒアランスが高かった[9]。リセドロン酸についても同様の研究が行われ，閉経後女性約2,400例において，骨代謝マーカーの情報を与えた群と与えなかった群で継続率に差はなかったが，骨代謝マーカーの反応性の良否と継続率は有意に関連していた。すなわち，骨代謝マーカーがよく反応している群では継続率の向上が認められ，反応が変わらないかあるいは反応が低いと継続率は変わらないかあるいは低下していた[10]。

IMPACT study[11]は，21の国の171施設で65〜80歳の閉経後女性約2,300例を対象に，リセドロン酸投与による骨代謝マーカー，骨密度の変化とアドヒアランス，骨折抑制効果との関係を調べた研究である。骨代謝マーカーがLSC以上に反応している群では，非椎体骨折リスクは低下していた。53週の時点では

（藤原佐枝子）

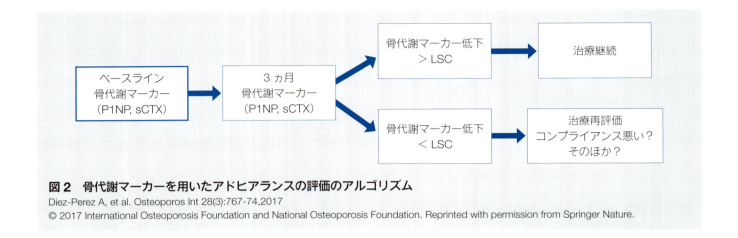

図2 骨代謝マーカーを用いたアドヒアランスの評価のアルゴリズム
Diez-Perez A, et al. Osteoporos Int 28(3):767-74,2017
© 2017 International Osteoporosis Foundation and National Osteoporosis Foundation. Reprinted with permission from Springer Nature.

文献

1) International Osteoporosis Foundation: Facts and statistics. https://www.iofbonehealth.org/facts-statistics#category-19 Accessed 07 August 2018
2) Kanis JA, Cooper C, Hiligsmann M, et al: Partial adherence: a new perspective on health economic assessment in osteoporosis. Osteoporos Int 22(10):2565-73,2011
3) Siris ES, Harris ST, Rosen CJ, et al: Adherence to bisphosphonate therapy and fracture rates in osteoporotic women: relationship to vertebral and nonvertebral fractures from 2 US claims databases. Mayo Clin Proc 81(8):1013-22,2006
4) Huybrechts KF, Ishak KJ, Caro JJ: Assessment of compliance with osteoporosis treatment and its consequences in a managed care population. Bone 38(6):922-8,2006
5) Hiligsmann M, Rabenda V, Gathon HJ, et al: Potential clinical and economic impact of nonadherence with osteoporosis medications. Calcif Tissue Int 86(3):202-10,2010
6) Ström O, Borgström F, Kanis JA, et al: Incorporating adherence into health economic modelling of osteoporosis. Osteoporos Int 20(1):23-34,2009
7) Hiligsmann M, Salas M, Hughes DA, et al: Interventions to improve osteoporosis medication adherence and persistence: a systematic review and literature appraisal by the ISPOR Medication Adherence & Persistence Special Interest Group. Osteoporos Int 24(12):2907-18,2013
8) Vasikaran S, Eastell R, Bruyère O, et al; IOF-IFCC Bone Marker Standards Working Group: Markers of bone turnover for the prediction of fracture risk and monitoring of osteoporosis treatment: a need for international reference standards. Osteoporos Int 22(2):391-420,2011
9) Clowes JA, Peel NF, Eastell R: The impact of monitoring on adherence and persistence with antiresorptive treatment for postmenopausal osteoporosis: a randomized controlled trial. J Clin Endocrinol Metab 89(3):1117-23,2004
10) Delmas PD, Vrijens B, Eastell R, et al: Effect of monitoring bone turnover markers on persistence with risedronate treatment of postmenopausal osteoporosis. J Clin Endocrinol Metab 92(4):1296-304,2007
11) Eastell R, Vrijens B, Cahall DL, et al: Bone turnover markers and bone mineral density response with risedronate therapy: relationship with fracture risk and patient adherence. J Bone Mineral Res 26(7):1662-9,2011
12) Diez-Perez A, Naylor KE, Abrahamsen B, et al: International Osteoporosis Foundation and European Calcified Tissue Society Working Group. Recommendations for the screening of adherence to oral bisphosphonates. Osteoporos Int 28(3):767-74,2017

第7章 骨代謝マーカーの課題と将来

1 骨代謝マーカーの保険適用と実臨床のギャップ
2 骨関連検査項目
3 新たなバイオマーカーおよび測定法

1 骨代謝マーカーの保険適用と実臨床のギャップ

POINTS

- 骨代謝マーカーごとに保険適用となる測定回数に制限があり，1回あたりの測定費用に差がある。
- 骨形成マーカーおよび骨吸収マーカーの測定が，1種類ずつに限定されているのは妥当であり，熟知したマーカーを利用することで，臨床に役立てることができる。ただし，測定回数制限が臨床的意義を狭めている。
- 治療効果判定が可能な薬物は限定される。骨代謝に影響が少ない薬物の効果は判定できないので，治療薬物によっては，骨代謝マーカー測定を認めないとの考え方は妥当である。
- 治療効果や服薬状況を客観的に評価し，適切な骨代謝状態を維持するためにも，骨代謝マーカーを複数回測定することの意義は大きい。測定回数制限の撤廃に向けた取り組みが必要である。

KEYWORDS　治療効果判定，服薬順守，骨代謝マーカーの標準化

保険適用の条件は

骨代謝マーカーを保険診療で測定する場合，マーカーごとに保険点数に違いがある[1]（第2章7：表1）。

1. 骨吸収マーカー

骨吸収マーカーは，治療開始後6ヵ月以内の制限がある。NTXまたはDPDのいずれか1つの骨吸収マーカーの測定が，骨粗鬆症の薬物治療方針の選択時に1回，その後6ヵ月以内の薬物効果判定時に1回に限り，また薬物治療方針変更後6ヵ月以内に1回に限り認められている。測定条件として治療薬の制限や治療開始後の測定までの期限についての記載はない。

sCTXは，骨粗鬆症におけるホルモン補充療法(HRT)，ビスホスホネート薬など，骨吸収抑制能を有する薬物療法の治療効果判定または治療経過観察に認められ，治療開始前および治療開始後6ヵ月以内に1回に限定するとの条件が付いている。治療薬変更の場合も，6ヵ月以内の治療評価目的での測定は認められている。厳密にいえば，運動療法や活性型ビタミンD_3薬，ビタミンK_2薬，骨形成促進薬であるテリパラチドによる治療後の評価は認められないことになる。

TRACP-5bでは，代謝性骨疾患および骨転移（代謝性骨疾患や骨折の併発がない肺癌，乳癌，前立腺癌に限る）の診断補助として実施した場合に1回，その後6ヵ月以内の治療経過観察時の補助的指標として実施した場合に1回に限り算出できる。また，治療方針を変更した際には変更後6ヵ月以内に1回に限り，測定することが認められている。この検査については治療薬の制限は記載されていないが，基本的には骨吸収抑制薬と解釈すべきである。

このように，骨代謝マーカーによって，保険適用の条件には若干の差異があり，さらにその解釈には地域間で多少の違いがある。

2. 骨形成マーカー

ALPアイソザイム（アガロース電気泳動法，PAG電気泳動法），骨型アルカリホスファターゼ（アガロー

ス電気泳動法）および骨型アルカリホスファターゼ（BAP）を併せて実施した場合は，主たるもののみ算定する。BAP, Intact P1NP, ALP アイソザイム（PAG電気泳動法）および total P1NP のうち 2 項目以上を併せて実施した場合は，主たるもののみ算定できる。なお，これらの骨形成マーカーの保険適用については，治療開始後の検査回数制限に関する記載がなく，治療開始後には認められないとの解釈とともに，何回でも検査可能との解釈も成り立つ。

医学的には，テリパラチドによる治療では測定する意義が認められるが，その他の薬物による骨代謝の急性変化を評価する意義は乏しい。もっとも，強力な骨吸収抑制薬による長期治療時には，過剰投与の有無を評価するために，6 ヵ月に 1 回程度の測定が必要ではないかとの考えもある（巻末資料：図 D）。

3. 骨マトリックス（基質）関連マーカー

ucOC の測定は，骨粗鬆症におけるビタミン K_2 薬の選択を目的として行った場合に 1 回，また，治療開始後 6 ヵ月以内に 1 回に限り認められている。

実臨床での検査は

骨代謝マーカーの測定により，骨折リスクの評価，薬物治療開始時期の決定，病態にあった薬物選択および治療効果の評価，治療脱落の防止が期待できる。わが国では，骨代謝マーカーの適正使用ガイドラインが整備され[2]，骨粗鬆症の非専門医でも骨代謝マーカーの利用が可能で，骨代謝マーカーの臨床応用が活発になっている。

骨密度による治療効果判定には，骨密度の測定が必要であり，椎体変形症例や骨密度測定機器を利用できない医療機関では困難である。しかし，強力な骨吸収抑制薬や骨形成促進薬による治療では，骨代謝マーカーの測定により骨代謝に対する効果が明確に確認でき，服薬順守の確認[3]が容易にできる。血液あるいは尿で可能であることから，どのような医療機関でも実施できるメリットがあり，積極的な臨床利用が期待されている。

最近は，骨粗鬆症検診の普及や啓発の結果，治療を受ける患者が多くなっている。高齢者が増加し，複数の医療機関に通院中の患者，長期にビスホスホネート薬を服用している患者も多くなってきた。骨粗鬆症治療が半年や 1 年に 1 回の投薬となれば，治療内容を理解していない患者も増える。重複投与を避け，安全性を確保するためにも，治療開始前の骨代謝状態の評価が必須となっている。また，強力な骨吸収抑制薬による治療の結果，骨代謝が過剰に抑制されている可能性があり，治療の効率化のためには，骨代謝状態を評価しながら治療継続することが推奨される。もっとも，どの程度の骨代謝状態が最適かは不明であり，医療経済の立場から検討も必要である。

骨代謝マーカー測定の課題は

保険診療で骨代謝マーカーを測定する際に注意すべき点や，科学的にも解決すべき問題がある（表1）。糖尿病は HbA1c により容易に血糖の調節状態を知ることができ，測定変動が少なく，国際的にも共通した基準として利用されている。一方，高血圧管理においては，血圧は正確に測定することはできるが，生体の状況により大きく変動するため，何度か測定してその平均値を求めることにより，血圧管理にとって理想的な指標となる。

しかし，骨粗鬆症の精度の高い治療効果の評価には，骨密度の測定が必要であり，椎体変形している場合には評価に困難を伴う。代用マーカーである骨代謝マーカーは，骨粗鬆症の病態を知ることはできるが，測定誤差のみならず，生体の状況により大きな変動がみられ，保険上の制約による測定回数制限がある。

表1 骨代謝マーカーの保険適用に関する問題

- 測定回数制限が厳しく，長期にわたる効果持続の評価ができない
- 保険適用の解釈に地域差がみられる
- 測定の保険点数がマーカーによって異なる
- 測定回数の制限がマーカーによって異なる
- 結果表示の標準化が必要（SI 単位など）

昼頃に最低になるsCTXの日内変動は絶食により軽減され，P1NPやCTXについては，検体が登録衛生検査所に送付されるまでの変動の要因が明らかにされて対策が推奨され[4]，ある程度の改善は期待できる。一部の治療では，自動免疫測定装置を使えば大部分の治療効果を判断できるとも報告されている[5]。

また，測定変動が大きく，強力な骨代謝作用のある薬物でなければ，治療効果を判定できない。今後，大規模臨床研究とそのメタ解析により，どの程度の骨代謝状態が適切であるかの科学的証明をするためにも，測定の自動化や標準化は必須である（**第1章3参照**）[6]。

（三木隆己）

文献

1) 生化学的検査（Ⅱ） D008 内分泌学的検査．医科診療報酬点数表 平成30年4月版．社会保険研究所．338-41,2018
2) 日本骨粗鬆症学会骨代謝マーカー検討委員会：骨粗鬆症診療における骨代謝マーカーの適正使用ガイドライン（2012年版）．Osteoporosis Jpn 20(1):33-55,2012
3) Diez-Perez A, Naylor KE, Abrahamsen B, et al: International Osteoporosis Foundation and European Calcified Tissue Society Working Group. Recommendations for the screening of adherence to oral bisphosphonates. Osteoporos Int 28(3):767-74,2017
4) Szulc P, Naylor K, Hoyle NR, et al: Use of CTX-I and PINP as bone turnover markers: National Bone Health Alliance recommendations to standardize sample handling and patient preparation to reduce pre-analytical variability. Osteoporos Int 28(9):2541-56,2017
5) Naylor KE, Jacques RM, Paggiosi M, et al: Response of bone turnover markersto three oral bisphosphonate therapies in postmenopausal osteoporosis: the TRIO study. Osteoporos Int 27(1):21-31,2016
6) Morris HA, Eastell R, Jorgensen NR, et al: Clinical usefulness of bone turnover marker concentrations in osteoporosis. Clinica Chimica Acta 467:34-41,2017

2 骨関連検査項目

POINTS

- 25(OH)D 測定は，2018年9月より ECLIA による測定に限り，原発性骨粗鬆症に対して薬物治療方針の選択時に1回に限り，保険算定が可能となった。
- 血清 FGF23 値は骨密度や骨折などとの相関も報告されているが，現時点では骨代謝の臨床的なマーカーとなるのに十分なデータはない。
- 血清スクレロスチン値が骨代謝を反映するというエビデンスはないので，現時点では臨床応用される可能性は低い。

KEYWORDS 25(OH)D，FGF23，スクレロスチン，骨代謝モジュレーター，骨細胞由来活性物質

骨関連検査項目には何があるか

骨代謝に関与する細胞には，その約90％を占める骨細胞を司令塔に，骨吸収を司る約9％の破骨細胞と骨形成を司る約1％の骨芽細胞がある。骨代謝マーカーには骨形成マーカーと骨吸収マーカーがあり，血液検査や尿検査で骨代謝状態を評価可能である。現行の骨代謝マーカーは骨芽細胞または破骨細胞の働きにより生じる生成物を検出するもので，それぞれ各骨形成マーカー，骨吸収マーカーと呼んでいる。

「骨粗鬆症診療における骨代謝マーカーの適正使用ガイドライン 2012 年版」[1]では骨形成マーカーおよび骨吸収マーカーに加えて，骨マトリックス（基質）関連マーカーとして，ucOC，ペントシジン，ホモシステインが掲載されている。骨基質とは骨強度を説明する一要因である骨質を表すもので，骨構造と骨材質の特性を規定する骨組織の構成成分である。容量的にはカルシウムとリン酸のヒドロキシアパタイトからなる骨塩とこの骨基質が 50％ずつで等しい。また骨基質はタンパク質であり，その 90％がコラーゲン性タンパク質で，大部分は I 型コラーゲンである。残りの 10％は非コラーゲン性タンパク質で，コンドロイチン硫酸，ビタミン K 依存性タンパク質（OC），オステオネクチン，オステオポンチンからなる[2]。

さらに，骨細胞の働きにより生じる生成物を検出するものとして，スクレロスチン，線維芽細胞増殖因子（fibroblast growth factor: FGF）23，Dickkopf-1（DKK-1）などがある。また，広義の骨代謝関連マーカーとしては，骨代謝モジュレーターである副甲状腺ホルモン（PTH），25(OH)D，エストロゲン，ホモシステインなどが該当する。本項では 25(OH)D，FGF23，スクレロスチンを取り上げる。

1. 骨代謝モジュレーターとしての 25(OH)D

生体内のビタミン D のなかで，最も生物活性が高い $1,25(OH)_2D_3$ は半減期が短く，変動する。一方，$25(OH)D_3$ はビタミン D の充足状態の指標となるもので，血清濃度測定時には D_2（植物由来）と D_3（動物由来）を区別できないため，血清 25(OH)D 濃度と表記される。

オランダの 65〜88 歳，1,319 例を対象としたコホート研究 LASA study[3] では，血清 25(OH)D 濃度は PTH 濃度，骨代謝マーカー，骨密度と相関すること

が示されている（図1）。すなわち，ビタミンDの充足状態が十分でないと血清25(OH)D濃度は低下し，血清PTH濃度は上昇する。また骨形成マーカーのOCおよび骨吸収マーカーのDPDは血清25(OH)D濃度の低下に伴い上昇することから，ビタミンD欠乏と骨代謝回転との相関が示されている。さらに血清25(OH)D濃度は大腿骨骨密度とも正相関するので，骨代謝の重要な規定因子と考えられている。また血清25(OH)D濃度の低下は心血管死，全死亡の増加に至ることも報告[4]されており，25(OH)D濃度はビタミンDの充足状態の指標であることはもとより，骨代謝をも規定し，さらには生命予後推定を可能にするという，多面的な臨床的意義を有する。

わが国における25(OH)Dの測定は，2016年8月にビタミンD欠乏症の診断の補助として，CLIA（化学発光免疫測定法）による測定が400点で保険収載された。本検査はビタミンD欠乏性くる病，もしくはビタミンD欠乏性骨軟化症の診断時，またはこれらの疾患に対する治療中に測定した場合にのみ保険算定が可能となった。

しかし，ビタミンDの充足は健常な骨代謝の維持に必須であり，骨粗鬆症をはじめとした代謝性骨疾患治療の前提とされていることから，代謝性骨疾患への適用拡大が期待されていた。そこへ，2018年9月からECLIAによる測定に限り，原発性骨粗鬆症の患者に対して骨粗鬆症の薬剤治療方針の選択時に1回に限り，117点の保険算定が可能となった。ただし，本検査を行う場合には関連学会が定める実施方針の順守が

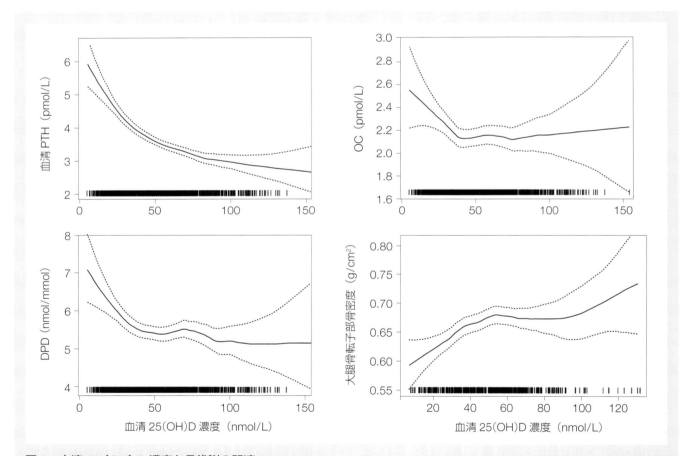

図1　血清25(OH)D濃度と骨代謝の関連
血清25(OH)D濃度が低値になると，PTHが上昇するとともに，骨形成マーカー（OC），骨吸収マーカー（DPD）の上昇を認める。さらに，血清25(OH)D濃度は大腿骨転子部骨密度とも正相関しており，血清25(OH)D濃度は骨代謝と密接な関係がある。
Kuchuk NO, et al. J Clin Endocrinol Metab 94(4):1244-50,2009
© 2009 The Endocrine Society. Reprinted with permission from Oxford University Press.

必要とされている[5]。

2. 骨細胞由来活性物質としてのFGF23

FGF23はおもに骨細胞より産生され，Klotho-FGF受容体複合体と結合することで，リンと$1,25(OH)_2D$濃度を低下させるペプチドホルモンである[6]。FGF23はリン利尿作用を有し，経口のリン負荷により，その血中濃度は上昇する[7]。また慢性腎臓病（CKD）においては腎機能の低下に伴い，尿中リンの排泄が減少し，血清リン濃度が上昇する。CKDでは早期からFGF23がこの高リン血症の発症を抑制している。eGFRが$42.8±13.5\ mL/min/1.73m^2$と低下している3,879例の横断研究[8]から，eGFRの低下に伴い，まず血清FGF23値が上昇し，次にPTH値，そして血清リン値が上昇するという。

さらに，血清FGF23値は動脈硬化症と関連があるという報告[9]がある。加えて50歳の男性1,398例を9.7年観察した地域住民におけるコホート研究[10]で，110例が心血管死したというが，そのFGF23の値を5層に分別したところ，最もFGF23値が高い層（Q5）は他の4層からなる群（Q1～4）よりも有意に心血管死が多かったという（図2）。FGF23はこれらの心血管系の疾患の評価ばかりでなく，骨折や骨密度など各種の病態との相関も報告[11]されている。FGF23の高値はCKDにおいてのみ認められる現象ではなく，骨・カルシウム代謝を介した骨粗鬆症領域においても重要な役割をもつことが想定され，今後の研究の発展が期待される。

3. 骨細胞由来活性物質としてのスクレロスチン

スクレロスチンは骨細胞から分泌され，骨形成を阻害する糖タンパク質である[12]。スクレロスチンをコードするSOST遺伝子の不活性型変異やスクレロスチン発現の低下は，骨過成長と骨硬化，骨密度の上昇を特徴とする硬結性骨化症（sclerosteosis）や全身性皮質性骨増殖症（van Buchem病）の原因となる[13,14]。

一方，Wntはその受容体であるLRP5やLRP6と結合することにより骨芽細胞の分化を促進するが，ス

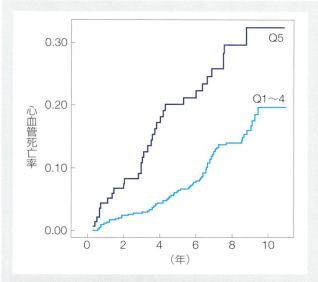

図2　血清FGF23濃度と心血管死の関連
地域住民におけるコホート研究で，50歳男性1,398例を9.7年観察したところ，110例が心血管死した。FGF23の値で5層に分けたところ，最もFGF23の高い層（Q5）は他の4層からなる群（Q1～4）よりも有意に心血管死が多かった。
Ärnlöv J, et al. Kidney Int 83(1):160-6,2013
© 2013 International Society of Nephrology. Reprinted with permission from Elsevier.

クレロスチンはこれらの結合を阻害することにより骨形成を抑制すると考えられている（図3）[15]。硬結性骨化症や全身性皮質性骨増殖症と同様に，SOSTノックアウトマウスでは著明な骨密度の増加を示した。この機序については，SOST-1ではFGF23の低下により，$1,25(OH)_2D$濃度が上昇し，腸管からのカルシウムやリンの能動吸収が促進され，骨にカルシウムやリンが沈着するため骨量の増加をきたす[16]と考えられている。したがって，SOSTはビタミンD代謝やFGF23濃度を変化させ，尿中カルシウム排泄を減少させる[16]とされている。

また，尾部懸垂による非荷重モデルマウスでは，後肢骨でSOST遺伝子の転写促進からスクレロスチンの発現亢進がみられ，Wnt/β-カテニンシグナルの低下が起こる[17]。したがって，不動性骨粗鬆症の病態には少なくとも一部スクレロスチン依存性のWntシグナルの抑制が関与していると考えられる。Wnt/β-カテニンシグナルは骨のみではなく，広く生殖活性を有する因子であるが，スクレロスチンは骨細胞に特異的

第7章 骨代謝マーカーの課題と将来

に発現しているため，スクレロスチン抗体は他の臓器でのWnt/β-カテニンシグナルを促進することなく，骨形成作用を発揮すると期待されている。

血中スクレロスチン値は骨密度と正相関の関係にあるとの報告がある[18]。Garneroらは同論文でスクレロスチン値と骨折に関係はないとしている。一方Yamamotoらは，糖尿病患者でスクレロスチン高値は骨折危険因子になると報告している[19]。また，抗スクレロスチン抗体薬が骨密度を増加させて骨折を予防することについてはいくつか報告がある。したがって，血中スクレロスチン値と骨密度，骨折の関係はいまだ一定の見解が得られていない。

今後の課題は

本項で取り上げたマーカーのうち，25(OH)Dは骨粗鬆症の病態把握のための補助診断になりうるものとして，骨粗鬆症領域での保険適用が拡大がされた。しかし，高齢者が増加するなか，医療経済が逼迫しているので，適用拡大に関してはより適切な運用が求められる。

骨細胞由来のFGF23は骨に特異的でなく，FGF抗体によるELISAキットが使用可能であるが，カットオフ値も確定しておらず，研究用試薬で診断には用いることができない。同様にスクレロスチンもELISAキットにて測定可能であるが，その値が骨代謝を反映するというエビデンスはなく，今後の課題である。

（太田博明）

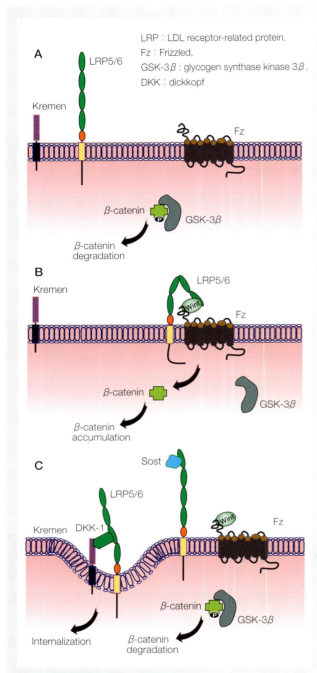

図3　スクレロスチンとWntシグナル
A：Wntがないとβ-cateninは分解される。
B：canonical WntがあるとLRP5/6とFrizzledと結合し，β-cateninリン酸化が阻害され細胞内に蓄積し，核内に移行する。
C：スクレロスチンはLRP5/6の第1βプロペラ領域に結合し，WntのLRP5/6との結合を阻害する。DKK-1は第3βプロペラ領域に結合し，KremenとLRP5/6とを結合してinternalizationさせることでWntシグナルを阻害する。
Baron R, et al. Endocrinology 148(6):2635-43,2007
© 2007 The Endocrine Society. Reprinted with permission from Oxford University Press.

文献

1) 日本骨粗鬆症学会骨代謝マーカー検討委員会：骨粗鬆症治療における骨代謝マーカーの適正使用ガイドライン2012年版. Osteoporosis Jpn 20(1): 33-55, 2012
2) 松本俊夫：骨代謝の調節機構. 松本俊夫, 中村利孝（編）. 実験医学別冊メディカル用語ライブラリー：骨粗鬆症, 分子メカニズムから病態・診断・治療まで. 羊土社. 28-29, 1995
3) Kuchuk NO, Pluijm SM, van Schoor NM, et al: Relationships of serum 25-hydroxyvitamin D to bone mineral density and serum parathyroid hormone and markers of bone turnover in older persons. J Clin Endocrinol Metab 94(4):1244-50, 2009
4) Semba RD, Houston DK, Bandinelli S, et al: Relationship of 25-hydroxyvitamin D with all-cause and cardiovascular disease mortality in older community-dwelling adults. Eur J Clin Nutr 64(2):203-9, 2010
5) Okazaki R, Ozono K, Fukumoto S, et al: Assessment criteria for vitamin D deficiency/insufficiency in Japan - proposal by an expert panel supported by Research Program of Intractable Diseases, Ministry of Health, Labour and Welfare, Japan, The Japanese Society for Bone and Mineral Research and The Japan Endocrine Society [Opinion]. Endocr J 64(1):1-6, 2017
6) Fukumoto S, Martin TJ. Bone as an endocrine organ. Trends Endocrinol Metab 20(5):230-6, 2009
7) Vervloet MG, van Ittersum FJ, Büttler RM, et al: Effects of dietary phosphate and calcium intake on fibroblast growth factor-23. Clin J Am Soc Nephrol 6(2):383-9, 2011
8) Isakova T, Wahl P, Vargas GS, et al: Fibroblast growth factor 23 is elevated before parathyroid hormone and phosphate in chronic kidney disease. Kidney Int 79(12):1370-8, 2011
9) Mirza MA, Hansen T, Johansson L, et al: Relationship between circulating FGF23 and total body atherosclerosis in the community. Nephrol Dial Transplant 24(10):3125-31, 2009
10) Ärnlöv J, Carlsson AC, Sundström J, et al: Higher fibroblast growth factor-23 increases the risk of all-cause and cardiovascular mortality in the community. Kidney Int 83(1):160-6, 2013
11) Fukumoto S, Shimizu Y: Fibroblast growth factor 23 as a phosphotropic hormone and beyond. J Bone Miner Metab 29(5):507-14, 2011
12) Winkler DG, Sutherland MK, Geoghegan JC, et al: Osteocyte control of bone formation via sclerostin, a novel BMP antagonist. EMBO J 22(23):6267-76, 2003
13) Balemans W, Ebeling M, Patel N, et al: Increased bone density in sclerosteosis is due to the deficiency of a novel secreted protein (SOST). Hum Mol Genet 10(5):537-43, 2001
14) Balemans W, Patel N, Ebeling M, et al: Identification of a 52 kb deletion downstream of the SOST gene in patients with van Buchem disease. J Med Genet 39(2):91-7, 2002
15) Baron R, Rawadi G: Targeting the Wnt/beta-catenin pathway to regulate bone formation in the adult skeleton. Endocrinology 148(6):2635-43, 2007
16) Ryan ZC, Ketha H, McNulty MS, et al: Sclerostin alters serum vitamin D metabolite and fibroblast growth factor 23 concentrations and the urinary excretion of calcium. Proc Natl Acad Sci U S A 110(15):6199-204, 2013
17) Lin C, Jiang X, Dai Z, et al: Sclerostin mediates bone response to mechanical unloading through antagonizing Wnt/beta-catenin signaling. J Bone Miner Res 24(10):1651-61, 2009
18) Garnero P, Sornay-Rendu E, Munoz F, et al: Association of serum sclerostin with bone mineral density, bone turnover, steroid and parathyroid hormones, and fracture risk in postmenopausal women: the OFELY study. Osteoporos Int 24(2):489-94, 2013
19) Yamamoto M, Yamauchi M, Sugimoto T: Elevated sclerostin levels are associated with vertebral fractures in patients with type 2 diabetes mellitus. J Clin Endocrinol Metab 98(10):4030-7, 2013

3 新たなバイオマーカーおよび測定法

POINTS

- 骨代謝に関与する新たなバイオマーカーとしては，ペリオスチン（カテプシンK生成ペリオスチンフラグメント：K-Postn），スクレロスチン，スフィンゴシン-1-リン酸（S1P），miRNAなどが候補として報告されている。
- K-Postnは，骨の微細構造（骨質）や骨折リスクを反映できる特異的なバイオマーカーとして期待されている。
- 骨代謝マーカーの新たな測定法として，診療前検査も可能な臨床現場即時検査（POCT）技術による検査機器開発が待たれる。

KEYWORDS　ペリオスチン，S1P，miRNA，POCT

新たなバイオマーカーはあるか

骨粗鬆症診療において，将来期待されている新規の骨代謝マーカーは，表1に示すように，非コラーゲンタンパク質，TRACP-5b以外の破骨細胞酵素，骨芽細胞および破骨細胞の調節分子，ホルモンおよび非タンパク質のmiRNAが注目されている。

1. ペリオスチン（カテプシンK生成ペリオスチンフラグメント：K-Postn）

ペリオスチン（別名 osteoblast-specific factor 2：OSF-2）は，おもに骨髄膜細胞および骨細胞によって発現された細胞外マトリックスタンパク質で，骨以外のいくつかの組織にも存在する（図1）。ペリオスチンは，ファシクリンファミリーに属し，分子量は約9万である。その構造は，末端からシステイン残基に富むEMIドメインにはじまり，4つのfasciclin I（FAS1）ドメインがその後に続いている。EMIドメインにはI型コラーゲンやフィブロネクチンが，FAS1ドメインにはテネイシンCが結合している。

Garneroら[1]は，カテプシンKによるヒト組み換え完全ペリオスチンの酵素処理より，複数のフラグメント分子を生成させ，液体クロマトグラフタンデム型質量分析装置（LS-MS/MS）を用いて分析し，GSLQPIIKのペプチド（cathepsin-K generated periostin fragment: K-Postn）が最も効率的かつ豊富に生成されたペリオスチンフラグメント分子であることを見いだした。また，血清中のK-Postn測定のため，ポリクローナル抗体による酵素免疫測定法（ELISA）を開発し，Geneva Retireコホートに参加した160例の健康な閉経後女性（平均年齢65歳）で血清K-Postnを測定した。

その結果，K-Postnは総ペリオスチン，大腿骨近位部骨密度，骨代謝マーカーである total P1NP および sCTX とは相関しなかった。K-Postnは脛骨および橈骨のHR-pQCT測定値と負の相関があった（p値：0.007〜0.03）が，海綿骨パラメータでは相関しなかった。K-Postnは閉経後女性の皮質骨骨密度と有意に相関していたため，海綿骨の微細構造を評価できる骨代謝マーカーとして骨粗鬆症の早期診断に有用であることが示された。

また，Bonnetら[2]の報告によれば，K-Postnは骨折

3 新たなバイオマーカーおよび測定法

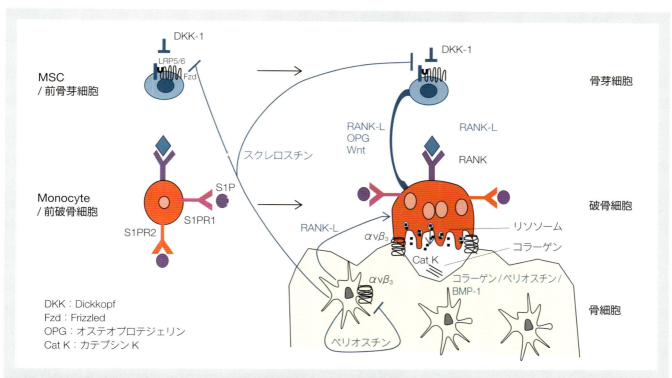

図1　骨細胞代謝におけるバイオマーカー候補の役割

骨芽細胞は間葉系幹細胞（MSC）に由来し，破骨細胞は単球（monocyte）に由来する．骨芽細胞の分化と活性は，Fzd-LRP5/6受容体のシミュレーションを通じてWntシグナル経路により調節される．破骨細胞の分化と活性はおもにRANK/RANK-L/OPG経路により調節される．DKK-1はLRP5/LRP6に結合してWntシグナル経路を阻害する可溶性因子である．破骨細胞の分化と活性は骨芽細胞から分泌されるRANK-Lにより活性化され，おとり受容体であるオステオプロテジェリン（OPG）により阻害される．破骨細胞はS1PR1とS1PR2を発現するが，これらは可溶性因子スフィンゴシン-1-リン酸（S1P）により調節される受容体である．S1Pは骨芽細胞を刺激してRANKLを発現させる．骨細胞はスクレロスチン，RANKL，ペリオスチンなどの可溶性分子を分泌することにより，骨芽細胞と破骨細胞の活性を調節する．スクレロスチンはLRP5/LRP6に結合してWntシグナル経路を阻害する．ペリオスチンは$αvβ_3$インテグリンに結合してスクレロスチンの発現を負に調節する．ペリオスチンは骨基質中にも存在し，I型コラーゲンや，リシルオキシダーゼ酵素の活性化によりコラーゲン架橋を促進する骨形成タンパク-1（BMP-1）など，さまざまなタンパク質と関連している．カテプシンKは骨コラーゲンを可溶化する吸収窩の破骨細胞から分泌されるリソソーム酵素である．

Garnero P. Bone 66:46-55, 2014
© 2014 Elsevier Inc. Reprinted with permission from Elsevier.

対非骨折群（57.5±36.6 ng/mL 対 42.5±23.4 ng/mL，$p<0.001$）において有意に高く，骨折リスク（HR [95% CI]/SD：2.14 [1.54～2.97]，$p<0.001$）とも関連していた．また，K-Postnは閉経後女性の骨密度，骨代謝マーカーおよび骨折リスク評価ツールFRAX®とは独立した因子であった．このため，K-Postn測定は骨折リスクが高い対象を同定するのに役立つことが示された．

2. スフィンゴシン-1-リン酸（S1P）

S1Pとは生体膜を構成するスフィンゴ脂質の代謝産物であり，リゾホスファチジン酸（lysophosphatidic acid：LPA）と並ぶリゾリン脂質の一種である．これらは酵素により膜から遊離した後に，細胞膜上に発現しているGタンパク質共役受容体に結合することによって，細胞遊走などを引き起こす生理活性物質でもある．また，スフィンゴシン自体は細胞をアポトーシスに導く活性を有するが，S1Pは逆に細胞増殖を促進する（**図1**）．

S1Pは血中に多く存在し，10～100 nMの低濃度で細胞遊走を促進する．マスト細胞はアレルギーに関与しており，細胞内にヒスタミンなどのメディエーターを有する免疫細胞であるが，細胞表面にS1Pに

対する受容体を保有しており，リガンドの結合によって顆粒内物質の細胞外放出が引き起こされる。ほかにも，S1Pは細胞外からのカルシウムイオン流入を引き起こすセカンドメッセンジャーとして，さまざまな細胞内プロセスに関与することが知られている。また，閉経後女性における骨折発生の予測因子，およびビスホスホネート薬による治療に対する応答不足に関係があるとの報告もある[3-5]。

3. micro-RNA（miRNA）

miRNAは21〜25塩基（nt）長の1本鎖RNA分子であり，真核生物において遺伝子の転写後発現調節に関与する。ヒトゲノムには1,000以上のmiRNAがコードされていると考えられている。miRNAはその標的mRNAに対して不完全な相同性をもって結合し，一般に標的遺伝子の3′UTR（untranslated region）を認識して，標的mRNAを不安定化するとともに翻訳を抑制することによりタンパク質産生を抑制する。miRNAが介する転写抑制は，発生，細胞増殖および細胞分化，アポトーシスまたは代謝といった広範な生物学的プロセスに重要な役割を担うことが知られており，エキソソーム由来や血液・尿中miRNAの検出や解析が注目されている。

miRNAの中には骨芽細胞や破骨細胞，または軟骨細胞の増殖と分化を調節し，最終的に代謝と骨形成に影響を及ぼすものがあるため，代謝性骨疾患では治療の潜在的な標的がmiRNAによって明らかになると期待されている。また，miRNAは，加齢に関連する骨量減少，骨再構築，閉経後骨粗鬆症および骨粗鬆症性骨折において重要な役割を果たす可能性があるとも考えられている。

表1に示すように，骨粗鬆症に関する研究でmiRNA解析も行われている。とくに，閉経後骨粗鬆症と骨粗鬆症性骨折に関連するmiRNA-21およびmiRNA-27aは，サルコペニアなどの高齢者の疾患とも関係している。

また，最近の研究でAhnら[6]は，韓国における閉経後女性286例（骨粗鬆症性脊椎圧迫骨折（osteoporotic vertebral compression fracture：OVCF）57例，OVCFなし55例，健常人174例）のmiRNA解析で，miR-146a，miR-149，miR-196a2，およびmiR-499とOVCF感受性との間の関連性を決定するための症例対照研究を行った。

その結果，miR-146aCG / miR-196a2TC併用遺伝子型は，OVCF患者でより高率（オッズ比5.163，95% CI：1.057〜2.521，$p = 0.043$）で，OVCFリスクの上昇を示唆していた。さらに，miR-146a，-149，-196a2および-449の組み合わせは，閉経後の女性におけるOVCFの有病率の増加との有意な関連を示した。とくに，miR-146aG / -149T / -196a2C / -449G対立遺伝子の組み合わせは，OVCFのリスク上昇と有意に関連していた（オッズ比35.01，95% CI：1.919〜6.386，$p = 0.001$）。

これらの結果から，miR-149aT＞CのTT遺伝子型が韓国の閉経後女性におけるOVCFに対する感受性の低下に寄与していると示唆された。逆に，miR-146aCG / miR-196a2TCの遺伝子型とmiR-146aG / -149T / -196a2C / -449Gとの組み合わせは，OVCFに対する感受性の上昇に寄与する可能性があることが示された。

このような結果からも，血液（血清）中のmiRNA解析が骨粗鬆症の早期診断や治療に有用といえるかもしれない[7]。

新たな測定法はあるか

骨代謝マーカーの新たな測定技術として，臨床現場即時検査（point of care testing：POCT）が注目されている[8,9]。POCTとは，被検者の傍らで医療従事者が行う検査であり，検査時間の短縮および被検者が検査を身近に感じるという利点を生かし，迅速かつ適切な診療・看護，疾患の予防，健康増進など，医療の質と被検者のquality of life（QOL）の向上に役立つ検査と位置付けられている。

骨代謝マーカー測定にPOCT技術を導入することによって，診療前検査も可能となる。たとえば，現在，糖尿病の診療前検査（HbA1c検査など）で行われているように[10,11]，診療所や病院に来院後，ただちに採血して骨代謝マーカー測定を行えば15〜20分程度で検査結果を診療部門に報告することも可能となる。

表1 骨粗鬆症診療で期待されている新規バイオマーカー

非コラーゲンタンパク質	ペリオスチン（カテプシンK生成ペリオスチンフラグメント：K-Postn）
破骨細胞酵素（TRACP-5b以外）	カテプシンK
調節分子（骨芽細胞と破骨細胞）	OPG, RANKL, DKK-1, スクレロスチン, スフィンゴシン-1-リン酸（S1P）
ホルモン	FGF23, Klotho
非タンパク質	miRNA　　　　　　miR-96-5p　　　　miR-320a miR-19a-3p　　　　miR-100　　　　　miR-324-p miR-19b-3p　　　　miR-122a　　　　　miR-328-3p miR-21　　　　　　miR-124a　　　　　miR-335-5p miR-21-5b　　　　　miR-125b　　　　　miR-411 miR-22-3p　　　　　miR-125b-5p　　　　miR-422a miR-23a　　　　　　miR-133　　　　　　miR-483-5p miR-24　　　　　　miR-133a　　　　　miR-499 miR-25　　　　　　miR-146a　　　　　miR-503 miR-27a　　　　　　miR-149　　　　　　miR-124a miR-30e-5p　　　　　miR-196a　　　　　miR-125b miR-31　　　　　　miR-214　　　　　　miR-125b-5p miR-33-3p　　　　　miR-218　　　　　　miR-133 miR-93　　　　　　miR-305　　　　　　miR-133a

OPG: osteoprotegerin, RANKL: receptor activator of nuclear factor-κB ligand, DKK-1: Dickkopf-1, FGF23: fibroblast growth factor 23, miRNA: micro-RNA
miRNAの材料については, 血液（血漿および血清）以外に, 骨標本（hip）, peripheral blood mononuclear cellやbone marrow mesenchymal stem cellも含む。

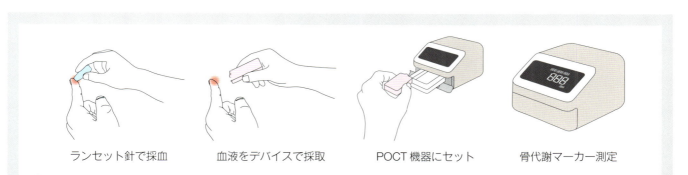

ランセット針で採血　　血液をデバイスで採取　　POCT機器にセット　　骨代謝マーカー測定

図2 骨代謝マーカーのPOCT装置のイメージ図
ランセット針で全血採血を行ったあと, 血液をデバイスで採取してPOCT機器にセットすれば, 短時間で骨代謝マーカー測定が可能となる。

　国内では, ランセット針を用いた全血採血によるTRACP-5bのPOCT装置の開発が進められており, 近い将来, 診察室, ベッドサイド, 調剤薬局の検体測定室で, あるいは在宅でも, 骨代謝マーカー測定が簡単, 迅速に測定可能となる。
　このようなPOCT技術の進歩によって, 骨代謝マーカーの検査結果の即時説明が可能となり, 骨粗鬆症患者の薬物療法におけるアドヒアランス向上やハーモナイゼーションも期待できることから, 今後の開発が大いに待たれる（図2）。

（三浦雅一）

文献

1) Garnero P, Bonnet N, Ferrari SL: Development of a New Immunoassay for Human Cathepsin K-Generated Periostin Fragments as a Serum Biomarker for Cortical Bone. Calcif Tissue Int 101(5):501-9,2017
2) Bonnet N, Biver E, Chevalley T, et al: Serum Levels of a Cathepsin-K Generated Periostin Fragment Predict Incident Low-Trauma Fractures in Postmenopausal Women Independently of BMD and FRAX. J Bone Miner Res 32(11):2232-8,2017
3) Kim BJ, Koh JM, Lee SY, et al: Plasma sphingosine 1-phosphate levels and the risk of vertebral fracture in postmenopausal women. J Clin Endocrinol Metab 97(10):3807-14,2012
4) Ahn SH, Koh JM, Gong EJ, et al: Association of Bone Marrow Sphingosine 1-phosphate Levels with Osteoporotic Hip Fractures. J Bone Metab 20(2):61-5,2013
5) Bae SJ, Lee SH, Ahn SH, et al: The circulating sphingosine-1-phosphate level predicts incident fracture in postmenopausal women: a 3.5-year follow-up observation study. Osteoporos Int 27(8):2533-41,2016
6) Ahn TK, Kim JO, Kumar H, et al: Polymorphisms of miR-146a, miR-149, miR-196a2, and miR-499 are associated with osteoporotic vertebral compression fractures in Korean postmenopausal women. J Orthop Res 36(1):244-53,2018
7) Anastasilakis AD, Makras P, Pikilidou M, et al: Changes of circulating microRNAs in response to treatment with teriparatide or denosumab in postmenopausal osteoporosis. J Clin Endocrinol Metab 103(3):1206-13,2018
8) Zwart SR, DeKerlegand DE, Davis-Street JE, et al: Assessment of urinary N-telopeptide: point-of-care testing, sample types, and relationship to urinary helical peptide excretion. Clin Chim Acta 372(1-2):65-9,2006
9) Lee KM, Lee MH, Chung CY, et al: Measurement of urinary N-telopeptides and serum C-telopeptides from type I collagen using a lateral flow-based immunoassay. Sensors 13(1):165-74, 2012
10) Petersen JR, Omoruyi FO, Mohammad AA, et al: Hemoglobin A1c: assessment of three POC analyzers relative to a central laboratory method. Clin Chim Acta 411(23-24):2062-6,2010
11) Knaebel J, Irvin BR, Xie CZ: Accuracy and clinical utility of a point-of-care HbA1c testing device. Postgrad Med 125(3):91-8, 2013

第8章 今後の展望

第8章 今後の展望

今後の展望

POINTS

- 骨吸収と骨形成がカップリングしていれば，骨吸収マーカーと骨形成マーカーは同じように解釈して理解できるが，アンカップリング状態だとこれらの解釈はまったく異なり，おのおのの薬剤での各マーカーの意義付けが課題となる。
- 新規マーカーの可能性として，皮質骨に特異性のあるマーカー，Wntシグナル経路系マーカー，軟骨代謝マーカー，AGE修飾タンパク質系マーカーなどがある。
- 骨代謝マーカーによる薬物選択のアルゴリズムにより，治療の効率化と医療経済的メリットが生まれる。
- 国際的に個々の骨代謝マーカーが通用し，測定法が一般化され，測定値が共有されることが望まれる。

KEYWORDS 骨吸収と骨形成のカップリングとアンカップリング，Wntシグナル経路，Dickkopf-1（DKK-1），スクレロスチン，AGE修飾タンパク質，国際標準化

臨床的ツールとしての骨代謝マーカーの始まりは

骨代謝マーカーが一般臨床で使用されるようになったのは，1998年頃からで，それまではどちらかというと研究者が独自に骨の代謝状態の指標として用いてきた。1999年に一部の骨代謝マーカーが保険適用になり，実臨床の場に展開されようとしたこの時期に，より実際的にマーカーを用いるためのガイドラインが求められた。そこで，日本骨粗鬆症学会から2001年度版の「骨粗鬆症診療における骨代謝マーカーの適正使用ガイドライン」が発表され，ここに初めて骨代謝マーカーの臨床的ツールとしての実用が始まったといっても過言ではない。

その後，実臨床での骨代謝マーカーのエビデンスの蓄積，骨粗鬆症の定義の変遷，新しい骨代謝マーカーの出現，骨粗鬆症の新薬の登場など多くの要因により，2002年度版，2004年度版，2012年版と改訂を重ね，今回の2018年版ガイドに至っている。近年，従来の薬物とはまったく異なる作用機序のあらたな骨粗鬆症治療薬が出てきており，この傾向はさらに拡大してくるであろう。

また，骨代謝マーカーの考え方も幅広くとらえられ，新規マーカーも開発されてきており，常に次世代に向けたエビデンスの集積が求められている。また，骨代謝マーカーが研究者レベルから実臨床レベルに転換された現在，わが国のみでなく，国際的に個々の骨代謝マーカーが通用し，測定法が一般化され，測定値が共有されることが望まれる。日本骨粗鬆症学会が当初から「実臨床に有効なツールとしての骨代謝マーカーの実用的な指針」を目指し，本ガイド編集に関わってきた委員や執筆者がこの点に注力してきている所以である。

今後の課題は

今後に向かって何が望まれるのかを考えると，多くの課題がみえてくる。骨吸収と骨形成がカップリングしていれば，骨吸収マーカーの変化と骨形成マーカーの変化は一致するはずなので，どちらのマーカーを用いても骨代謝状態を正しく評価できるが，両者が解離した状態，すなわちアンカップリング状態だとそれは

不可能である．この点についてのおのおのの薬物での各骨代謝マーカーの意義付けが課題となる．

また，さまざまな機序の薬物によって骨代謝マーカーの反応は異なるが，実臨床では1種類のマーカーのみ許容されるので，その薬物の効果をみるのに最適の骨代謝マーカーを決定することが必要である．

遺伝子組換えテリパラチド（連日皮下注製剤）投与後，初期に骨形成マーカーが上昇し，その後少し遅れて骨吸収マーカーの上昇が観察されるが，週1回製剤では形成マーカーはいったん上昇してベースに戻り，その後は低下する．骨吸収マーカーもいったんは上昇するが，その後は低下するなど，同じ副甲状腺ホルモン薬でも剤形や投与法により骨代謝マーカーの反応は異なる．抗スクレロスチン抗体薬では，骨形成マーカーが一過性に上昇したのち下降傾向を呈し，骨吸収マーカーも軽度低下を示す．このように薬物により骨代謝マーカーの反応がまったく異なるので，薬物，投与法ごとに各骨代謝マーカーの評価基準をきめ細かく設定する必要がある．

新規骨代謝マーカーは

現時点での骨代謝マーカーの大半は海綿骨の代謝を表現していると考えられ，骨密度測定で海綿骨と皮質骨を分別定量できるように，皮質骨に特異性のある骨代謝マーカーがあれば，骨強度の評価に有用な指標となるが，現時点では適切な候補となる骨代謝マーカーは見当たらない．

Wntシグナル経路は骨芽細胞の数やその成熟・分化に作用して骨形成を促進させる．種々の因子，たとえば骨細胞から分泌されるスクレロスチン，骨芽細胞や成熟骨細胞で発現されるDickkopf-1（DKK-1）は，Wnt受容体への結合阻害によりWntシグナル経路を抑制する（第7章3：図1）．機械的な荷重やPTHに反応して骨細胞でのスクレロスチンの発現が減少し，このことが局所的なWntシグナル経路の抑制を軽減し，骨形成を促進するのではないかと推論できる[1]．骨代謝マーカーとしてみても，スクレロスチンとDKK-1の意味を考えるにはさらなるエビデンスが必要になるが，これら2つはWntシグナル経路への足掛かりとなるマーカーとして期待できる．

骨粗鬆症における軟骨代謝の意義は十分に明らかではないが，骨粗鬆症の病態に併存しうる変形性関節症では軟骨代謝マーカーの検討がなされ，いくつかの可能性も示されている．たとえば，血清中のケラタン硫酸（keratan sulfate）[2]，P2BNP（beta splice variant of the N-terminal type II procollagen）[3]，oligomericmatrix protein[4]，あるいは関節液中のtype II collagen fragment HELIX-II[5]，インディアンヘッジホッグ[6]などが検討されているが，実臨床のツールには至っていない．同様の考え方で，骨折の治癒過程を表現できる骨代謝マーカーも可能性としてはありうると思える．

また，骨中の終末糖化産物（AGE）は骨の力学的な能力を低下させるとされている．AGEであるペントシジンやカルボキシメチルリジン（CML）について，骨粗鬆症患者での骨生検の組織形態学的な研究[7]によると，骨粗鬆症群ではペントシジンとCMLの血清レベルは健常人より高く，患者群のなかで高代謝回転群とcellular uncoupled osteoporosisのような骨吸収亢進型の患者では破骨細胞機能の浸食面がAGEと正相関する．高代謝回転ではCMLレベルと浸食面が負の相関を呈し，AGE修飾タンパク質は骨のリモデリング阻害因子になりうることから，CMLは新たな骨代謝マーカーとなる余地がある．さらに生理的意義を考えれば，骨質を表現する骨代謝マーカーとしてのペントシジンは有力な候補であろう（第2章4参照）．

薬物治療の効果判定のアルゴリズムは

Eastellらは，骨代謝マーカーによる治療効果判定のアルゴリズム作成の可能性として，テリパラチドの3つの臨床試験（The Fracture Prevention, Forteo-Alendronate Comparator, and Anabolic After Antiresorptive trial）のデータを用いて，テリパラチド効果判定のアルゴリズムを作成している[8]．Intact P1NPは投与後3ヵ月で77%が10μg/L以上上昇する．3ヵ月目で10μg/L以上の上昇がなければ，さらに治療を継続した6ヵ月目においても結果は同じであること

から，投与3ヵ月目で治療の有効性を判別でき，その後の不要な治療を回避できるとした．

同様の研究として，Niimiらがより精度の高いアルゴリズム[9]を作成し，3ヵ月目にIntact P1NPが80μg/L以上上昇していれば，12ヵ月後に骨密度が10％上昇する確率が65％になるとしている．

同様に，Moriらはゾレドロン酸投与前と投与12週後のTRACP-5bの値の変動から，2年間にわたる骨密度の変化を予測するアルゴリズムを作成した（第3章3-1）参照）[10]．

このように治療早期の骨代謝マーカーの変化により治療効果の予測を行うことで，治療の効率化と医療経済的メリットが生まれる．

今後の展望は

このガイドで述べてきたごとく，骨代謝マーカーは骨粗鬆症診療において大変に有力なツールであり，今後もその応用範囲は拡大されるように思われる．しかし，おのおののマーカーの測定は種々の方法で行われ，その測定精度は一律であるとは言いがたい．とくに，国際的な基準が整備されていない現状においては，臨床試験でのメタ解析は困難にならざるをえない．

このような状況にあって，最近，国際骨粗鬆症財団（IOF）と，国際臨床化学連合（IFCC）が，世界標準化の動きをみせている[11]．この点についてはすでに第1章3で詳述しているが，今後，わが国に集積されてきた骨代謝マーカー測定の技術と膨大な臨床データをこの国際的な標準化に適応させる必要がある．国際的に個々の骨代謝マーカーが通用し，測定値が共有されることが望まれる．

（西澤良記）

文献

1) Bellido T, Ali AA, Gubrij I, et al: Chronic elevation of parathyroid hormone in mice reduces expression of sclerostin by osteocytes: a novel mechanism for hormonal control of osteoblastogenesis. Endocrinology 146(11):4577-83,2005
2) Winsz-Szczotka K, Komosińska-Vassev K, Kuźnik-Trocha K, et al: Circulating keratan sulfate as a marker of metabolic changes of cartilage proteoglycan in juvenile idiopathic arthritis; influence of growth factors as well as proteolytic and prooxidative agents on aggrecan alterations. Clin Chem Lab Med 53(2):291-7,2015
3) Gudmann NS, Wang J, Hoielt S, et al: Cartilage turnover reflected by metabolic processing of type II collagen: a novel marker of anabolic function in chondrocytes. Int J Mol Sci 15(10):18789-803,2014
4) Norman GL, Gatselis NK, Shums Z, et al: Cartilage oligomeric matrix protein: A novel non-invasive marker for assessing cirrhosis and risk of hepatocellular carcinoma. World J Hepatol 7(14):1875-83,2015
5) Wei X, Yin K, Li P, et al: Type II collagen fragment HELIX-II is a marker for early cartilage lesions but does not predict the progression of cartilage destruction in human knee joint synovial fluid. Rheumatol Int 33(7):1895-9, 2013
6) Zhang C, Wei X, Chen C, et al: Indian hedgehog in synovial fluid is a novel marker for early cartilage lesions in human knee joint. Int J Mol Sci 15(5):7250-65,2014
7) Hein G, Wiegand R, Lehmann G, et al: Advanced glycation end-products pentosidine and N epsilon-carboxymethyllysine are elevated in serum of patients with osteoporosis. Rheumatology (Oxford) 42(10):1242-6, 2003
8) Eastell R, Krege JH, Chen P, et al: Development of an algorithm for using PINP to monitor treatment of patients with teriparatide. Curr Med Res Opin 22(1):61-6,2006
9) Niimi R, Kono T, Nishihara A, et al: An algorithm using the early changes in PINP to predict the future BMD response for patients treated with daily teriparatide. Osteoporos Int 25(1):377-84,2014
10) Mori Y, Kasai H, Ose A, et al: Modeling and simulation of bone mineral density in Japanese osteoporosis patients treated with zoledronic acid using tartrate-resistant acid phosphatase 5b, a bone resorption marker. Osteoporos Int 29(5):1155-63,2018
11) Vasikaran S, Eastell R, Bruyère O, et al; IOF-IFCC Bone Marker Standards Working Group: Markers of bone turnover for the prediction of fracture risk and monitoring of osteoporosis treatment: a need for international reference standards. Osteoporos Int 22(2):391-420,2011

巻末資料

骨代謝マーカーの用語と略語について

(『骨粗鬆症診療における骨代謝マーカーの適正使用ガイドライン2012年版』を一部改訂)

わが国で使用されている代表的な骨代謝マーカーの用語と略語を示す。用語や略語は，可能なかぎり，2000年に提唱された国際骨粗鬆症財団科学諮問委員会 (CSA-IOF) や2010年に設置された骨代謝マーカーに関する合同ワーキンググループ (IFCC-IOF Working Group for Standardisation of Bone Markers Assays: IFCC-IOF WG-BMA) に準拠した用語や略語とし，国際的な文献などでも幅広く利用できるように標準化し，わが国において臨床検査の慣用語句として幅広く利用されているものについては日常検査に即した用語と略語になるように統一した (viii「骨代謝マーカーの用語と略語」参照)。

1. オステオカルシン

骨芽細胞の終末分化マーカーであるオステオカルシンは，合成後にビタミンKに依存性して17，21，24位の3ヵ所のグルタミン酸がγ-カルボキシル化を受け，γ-カルボキシグルタミン酸 (Gla) へと変換される。このため，通常BGP (bone gla protein) とも呼ばれている。オステオカルシンのインタクト分子およびN-中間体の大きなフラグメントの両方を測定する分析法も報告されており，これらの測定も含めてIFCC-IOF WG-BMAは略語としてBGPではなくOCNを推奨している。そのためオステオカルシンの略称としてはOCを用いる。

2. アルカリホスファターゼ

アルカリホスファターゼ (ALP) は，肝臓，骨，胎盤，小腸，その他の臓器ごとのアイソザイムからなる。骨に特異的なALPアイソザイム (骨型ALP) は，IFCC-IOF WG-BMAでは略語としてbAPを用いている場合があるが統一化されていないので，わが国では慣用的に用いられているBAPを使用する。

3. I型プロコラーゲンプロペプチド

I (ローマ数字のI (イチ) を示す) 型プロコラーゲンプロペプチドは，アミノ (N-) およびカルボキシル (C-) 末端ペプチドを形成するI型コラーゲンに由来する。I型プロコラーゲンのアミノおよびカルボキシル末端プロペプチドは，前者はI型プロコラーゲン-N-プロペプチド，略語はローマ数字ではなくアラビア数字の「1」を用いるP1NP (ピーワンエヌピーと読む)，後者はI型プロコラーゲン-C-プロペプチド，略語はP1CP (ピーワンシーピーと読む) とした。また，I型プロコラーゲン-N-プロペプチドには，インタクトI型プロコラーゲン-N-プロペプチドとトータルI型プロコラーゲン-N-プロペプチドが存在するが，それぞれ前者はIntact P1NP，後者はtotal P1NPとした。

4. 骨コラーゲン分解生成物

CSA-IOFに準拠し，成熟コラーゲンの総アミノ酸の12〜14％を構成するヒドロキシプロリンは略語にHYP，ヒドロキシピリジニウム架橋であるピリジノリンは略語にPYD，デオキシピリジノリンは略語にDPDを用いる。

架橋部位を含むコラーゲンテロペプチドおよびピリジニウム架橋は，現在骨吸収のマーカーと考えられている。I型コラーゲンNおよびC末端架橋は，CSA-IOFに準拠し，前者はI型コラーゲン架橋N-テロペプチド，略語としてNTX (NTX-Iも略語として用いられることがあるが，骨に関してIは省略する)，後者はI型コラーゲン架橋C-テロペプチド，略語としてCTX (CTX-Iとも略語として用いられることがあ

るが，骨に関して「I」は省略する。また記載がなければβ異性体を示す）を用いる。なお，CTX-II（II型コラーゲン架橋C-テロペプチド）は関節リウマチや変形性関節症を反映する軟骨マーカーとしても注目されている。

マトリックスメタロプロテアーゼ（MMP）により生じる比較的大きなC末端テロペプチド（分子量：12,000～20,000）であるI型コラーゲン-C-テロペプチドはCTX-MMPと略記される場合もあるが，国際的にも汎用されている略語としてローマ数字ではなくアラビア数字の「1」を用いる1CTP（ワンシーテーピーと読む）とする。

5．酸ホスファターゼ

CSA-IOFに準拠し，酸ホスファターゼは略語としてACP，酒石酸抵抗性酸ホスファターゼは略語としてTRACPを用いる。ただし，酒石酸抵抗性酸ホスファターゼには5a型（血小板と他の臓器）と5b型（破骨細胞）の2つのアイソザイムがあるため，破骨細胞特有の5b型は略語としてTRACP-5bを用いる。なお、IFCC-IOF WG-BMAでは、略語としてTRACP5b（ハイフンなし）を用いている場合もあるがまだ統一化されていない。

6．骨マトリックス（基質）関連マーカー

Gla残基を含まない非Gla化オステオカルシンは，undercarboxylated osteocalcinを低カルボキシル化オステオカルシン，uncarboxylated osteocalcinを非カルボキシル化オステオカルシンと呼び，CSA-IOFに準拠して略語としてucOCを用いる。

また，最近，AGE（終末糖化産物）の一つであるペントシジンや葉酸，ビタミンB_{12}およびビタミンB_6の代謝に関与するホモシステインが，骨折リスクを反映するマーカーとして注目されている。なお，ペントシジンおよびホモシステインについてもまだ十分なエビデンスが得られていないので，骨質マーカーという用語や略語などの表現は用いるべきではない。

表A 骨代謝マーカーの最小有意変化（MSC）

マーカー	測定法	MSC（%） （日差変動の平均値の2倍）
骨形成マーカー		
BAP	CLEIA	9.0
Intact P1NP	RIA	12.1
total P1NP	ECLIA	14.4[※1]
骨吸収マーカー		
DPD	EIA	23.5
sNTX	EIA	16.3
uNTX	EIA	27.3
sCTX	EIA	23.2
sCTX	ECLIA	27.0[※2]
uCTX	EIA	23.5
TRACP-5b	EIA	12.4
骨マトリックス（基質）関連マーカー		
ucOC	ECLIA	32.2

MSC：委員会で求めた日差変動の2倍より算出したMSC値（設定根拠：10例のボランティア閉経前女性について，14日間5回，採血および採尿を行い，測定まで冷凍保存，検査センターで一括測定を実施した）

※1：納田容子，他：日本産科婦人科学会第67回学術講演会 P2-44-5．日産婦 67(2):763,2015
※2：キットメーカーの添付文書に記載されている内容，最少有意変化はLSC

（『骨粗鬆症診療における骨代謝マーカーの適正使用ガイドラン2012年版』を一部改訂）

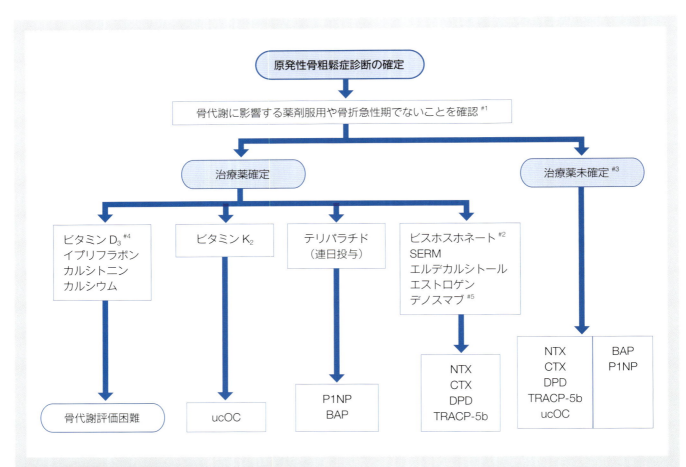

図A　骨粗鬆症診断時の骨代謝マーカー測定

#1：ビスホスホネート薬，デノスマブ服用者は少なくとも3ヵ月，その他の骨粗鬆症治療薬は1ヵ月間骨代謝マーカーへの影響がある。テリパラチド治療については3ヵ月との考えがある。骨折発生時には24時間以内であれば骨折の影響は少ない。
#2：長期（3〜5年）ビスホスホネート薬治療中の患者は，骨吸収マーカーとBAPあるいはP1NPを測定（健康保険で制限がある場合あり。レセプトへの説明が必要）
#3：骨吸収マーカーと骨形成マーカーを1種類測定する。
#4：エルデカルシトールを除く。
#5：Eastell R, et al. J Bone Miner Res 26(3):530-7,2011

（『骨粗鬆症診療における骨代謝マーカーの適正使用ガイドラン2012年版』を一部改訂）

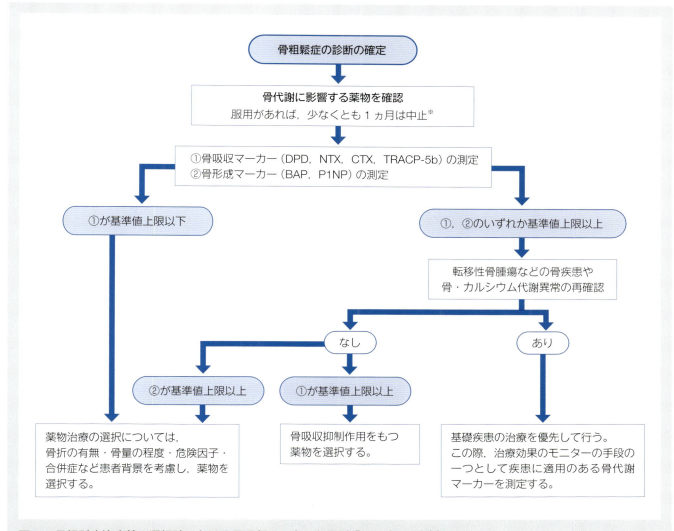

図B　骨粗鬆症治療薬の選択時における骨吸収マーカーと骨形成マーカーの測定

※ビスホスホネート薬では少なくとも3ヵ月の中止後。
ビスホスホネート薬（エチドロン酸，アレンドロン酸，リセドロン酸，ミノドロン酸，イバンドロン酸，ゾレドロン酸），SERM（ラロキシフェン，バゼドキシフェン），抗RANKL抗体薬（デノスマブ），女性ホルモン薬（エストラジオール，エストリオール），カルシトニン薬（エルカトニン，サケカルシトニン），活性型ビタミンD_3薬（エルデカルシトール）が骨吸収抑制作用をもつことが知られている。

（『骨粗鬆症診療における骨代謝マーカーの適正使用ガイドライン2012年版』を一部改訂）

巻末資料

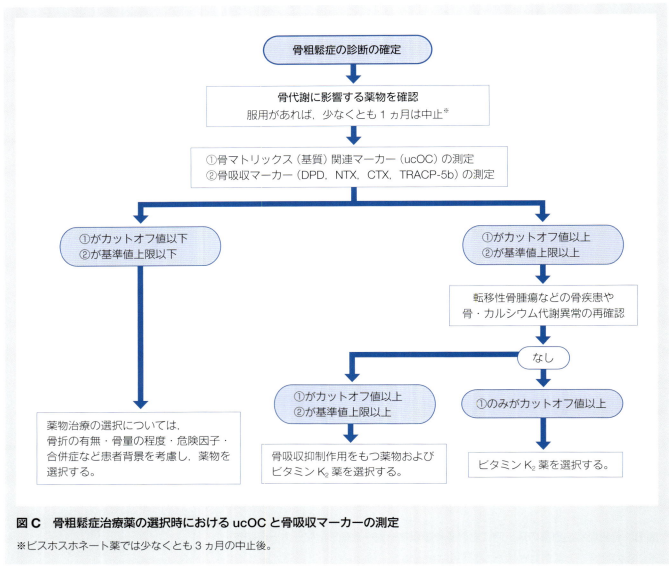

図C　骨粗鬆症治療薬の選択時におけるucOCと骨吸収マーカーの測定
※ビスホスホネート薬では少なくとも3ヵ月の中止後。

(『骨粗鬆症診療における骨代謝マーカーの適正使用ガイドライン2012年版』を一部改訂)

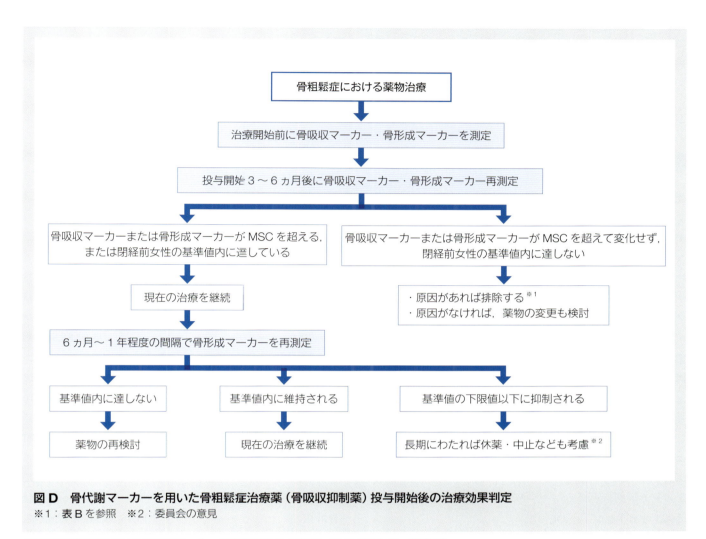

図D　骨代謝マーカーを用いた骨粗鬆症治療薬（骨吸収抑制薬）投与開始後の治療効果判定
※1：表Bを参照　※2：委員会の意見

（『骨粗鬆症診療における骨代謝マーカーの適正使用ガイドライン2012年版』を一部改訂）

表B　薬物治療で骨代謝マーカーが有意な変化を示さないときに考えられる原因

1. 測定の変動，検体採取に関連した原因
   - 治療開始時と測定時刻が異なっている
   - 長期にわたる測定のための誤差（季節変動，患者の状態の変化など）
   - 測定間隔が短すぎた
   - 測定を依頼した検査センターが変更になった
2. 不十分な服薬状況
   - 食事とのタイミング（ビスホスホネート薬）
   - 服薬に対する不良なコンプライアンス
3. 続発性骨粗鬆症を惹起する他の疾患の合併
4. 最近発生した骨折が存在する

（『骨粗鬆症診療における骨代謝マーカーの適正使用ガイドライン2012年版』を一部改訂）

索 引

あ行

悪性腫瘍 …………………………………………… 95
アドヒアランス ………………………… 11,57,104,119
アナボリックウィンドウ ………………………… 73
アバロパラチド …………………………………… 73
アルカリホスファターゼ　→ ALP
アルゴリズム ………………………………… 105,123
アレンドロン酸 ……………… 7,55,57,63,76,83,99,105
アンカップリング ……………………………… 122
遺伝子組換えテリパラチド ……… 9,27,73,84,89,123
医療経済 …………………………………… 104,114
医療費節減効果 ……………………………………… 11
インタクトⅠ型プロコラーゲン-N-プロペプチド
　　　　　　　　　　　　　　　　→ Intact P1NP
エストロゲン ………………………………… 6,50,111
エストロゲン様作用 ……………………………… 63
エルデカルシトール ……………………… 8,54,74,83,89
オステオカルシン　→ OC
オステオネクチン ………………………………… 111
オステオポンチン ………………………………… 111

か行

化学発光酵素免疫測定法 ………………………… 24
化学発光免疫測定法 ……………………………… 25
顎骨壊死 …………………………………………… 61
活性型ビタミン D_3 薬 ……………………… 8,54,84
カップリング ………………………………… 60,122
カテプシン K …………………………………… 29,95,116
カテプシン K 生成ペリオスチンフラグメント …… 116
関節リウマチ …………………………………… 92,126
基準値 ……………………………………………… 39,42
グルタミン酸（Glu）残基 …………………… 22,28,79
蛍光酵素免疫測定法 ……………………………… 24
検体採取時間 ………………………………… 29,35,60,82

抗 RANKL 抗体薬 ………………………… 8,17,68,84,88,98
抗スクレロスチン抗体薬 ……………………… 76,83,123
高速液体クロマトグラフ法 ……………………… 23
酵素免疫測定法 …………………………………… 23,24
国際標準化 ……………………………………… 18,122
骨型アルカリホスファターゼ　→ BAP
骨吸収マーカー …………………………… 22,29,73,88,108
骨吸収抑制薬 ………… 11,29,43,50,54,57,63,68,82,88,98
骨形成促進薬 ………………………………… 73,76,82,89,98
骨形成マーカー ……………………………… 73,82,88,98,108
骨コラーゲン分解生成物 ………………………… 125
骨細胞由来活性物質 ……………………………… 113
骨質 ……………………………………… 2,7,16,23,32,111,116
骨質改善効果 ……………………………………… 63
骨質劣化 …………………………………………… 92
骨折抑制効果 …………………………… 11,32,54,60,63,73,82,105
骨折予測 …………………………………… 3,47,60,92
骨折予防 …………………………………………… 43,81
骨折リスク ………………… 2,13,15,18,34,38,47,60,82,
　　　　　　　　　　　　　　　　　92,104,116,126
骨粗鬆症 …………………………………………… 2,6
骨代謝回転 ………………… 2,24,32,50,54,61,63,73,82,92,99,112
骨代謝状態 ……………… 15,36,38,40,43,50,60,108,111,122
骨代謝マーカーに関する合同ワーキンググループ … 18,125
骨代謝マーカーの標準化 ……………………… 108
骨代謝モジュレーター …………………………… 111
骨マトリックス（基質）関連マーカー …… 22,32,109,111,126
骨密度 ……………………………………… 9,46,60,74,83
骨密度低下 ………………………………… 2,46,74,98
骨量測定 …………………………………………… 6,51
コンプライアンス ……………………………… 57,88,104

さ行

酸ホスファターゼ　→ ACP
質調整生存年 ……………………………………… 104

索引

終末糖化産物 ……………………………… 23,32,123,126
酒石酸抵抗性酸ホスファターゼ　→TRACP
酒石酸抵抗性酸ホスファターゼ-5b　→TRACP-5b
スクレロスチン ……………………………… 76,113,116,122
ステロイド性骨粗鬆症 ……………………………… 83,92
スフィンゴシン-1-リン酸 ……………………………… 117
絶対骨折リスク ……………………………… 2
線維芽細胞増殖因子 ……………………………… 111
全自動免疫測定システム ……………………………… 25
早朝空腹時 ……………………………… 35
測定誤差 ……………………………… 4,29,42
続発性骨粗鬆症 ……………………………… 92

た行

逐次療法 ……………………………… 70,98
治療継続率 ……………………………… 11,88
治療効果（の）判定 ………… 15,24,27,30,36,40,51,57,63,88,108,123
治療薬（の）選択 ……………………………… 15,34,40,57
低カルボキシル化オステオカルシン　→ucOC
デオキシピリジノリン　→DPD
デノスマブ ……………………………… 36,68,76,82,88,98
テリパラチド ……………………………… 8,17,69,73,77,98,109,123
　遺伝子組換え—— ……………………………… 9,27,73,84,89,123
テリパラチド酢酸塩 ……………………………… 8,74,83,89,98
電気化学発光免疫測定法 ……………………………… 24
トータルI型プロコラーゲンNプロペプチド　→total P1NP
ドラッグホリデー ……………………………… 61

な行

日常生活動作 ……………………………… 35
日内変動 ……………………………… 26,29,35,110

は行

ハーモナイゼーション ……………………………… 18,24
バゼドキシフェン ……………………………… 8,64,84,89
ビスホスホネート薬 ……… 7,57,69,70,80,82,88,98,104,108
ビタミンK ……………………………… 23,32,38,55,79,125
ビタミンK₂薬 ……………………………… 7,8,32,41,79,108
ビタミンK依存性カルボキシラーゼ ……………………………… 22,26,79
ビタミンK依存性タンパク質 ……………………………… 111
非定型大腿骨骨折 ……………………………… 12,61
ヒドロキシプロリン　→HYP
評価基準 ……………………………… 33,123
ピリジノリン　→PYD
副甲状腺ホルモン関連ペプチド ……………………………… 73
副甲状腺ホルモン薬 ……………………………… 8,17,73,84
服薬順守率 ……………………………… 12,104
併用療法 ……………………………… 17,55,69,98
ペリオスチン ……………………………… 116
ペントシジン ……………………………… viii,2,23,32,36,39,111,123,126
保険診療 ……………………………… 15,30,40,65,108
保険適用 ……………………………… 16,24,26,30,32,40,92,108,114,122
保険点数 ……………………………… 30,40,108
ホモシステイン ……………………………… viii,23,32,36,39,65,111,126
ホルモン補充療法 ……………………………… 40,50,108

ま行

マトリックスメタプロテアーゼ ……………………………… 22,29,95,126
慢性腎臓病 ……………………………… 35,73,93,113
メタ解析 ……………………………… 4,18,43,47,85,110,124
免疫測定法 ……………………………… 22,26,30,43
免疫放射定量法 ……………………………… 23
モニタリング ……………………………… 11,59,82,105

ら行

ラジオイムノアッセイ ……………………………… 23,24
ラロキシフェン ……………………………… 8,63,74,84,89,98,105
リファレンスマーカー ……………………………… 19
臨床現場即時検査 ……………………………… 23,118
ロモソズマブ ……………………………… 70,76,83

欧文

ACP ……………………………… viii,126
ADL ……………………………… 35
AGEs ……………………………… 23,32
AGE修飾タンパク質 ……………………………… 122

索引

ALP ························ viii,3,26,41,94,108,125
BAP   viii,2,16,22,26,35,39,41,42,46,51,54,57,63,68,73,83,88,
93,99,109,125
BGP ·· 125
CKD ·· 35,73,93,113
CLEIA ··· 24,27,127
CLIA ··· 25,112
CTX ················ viii,2,16,18,22,29,35,39,40,42,46,51,55,57,
63,68,73,76,82,88,95,98,105,108,116,125,127
Dickkopf-1（DKK-1）················· 73,111,117,119,122
DPD   2,15,22,29,36,39,40,42,46,74,83,88,108,
112,125,127
ECLIA ·· 23,24,27,111,127
EIA ··· 23,24,27,46,127
fast bone loser ··· 3,46
fast bone loss ·· 46
FEIA ·· 23,24
FGF23 ·· 111,113,119
FRAX ·· 9,42,117
Gla ·· 22,26,32,125
Gla-OC ··· 80
Gla 残基 ·· 23,28,79,126
Glu ··· 22,26,28,79
Glu-OC ··· 23
Glu 残基 ·· 22,28,79
HPLC ·· 23,46
HRT ·· 50,108
HYP ·· viii,3,125
IFCC-IOF WG-BMA ··················· 18,47,125,126
Intact P1NP   viii,22,26,36,39,41,42,46,54,57,68,
73,76,83,88,98,109,123
IRMA ··· 23
Klotho ·· 113,119
K-Postn ··· 116
LRP5/6 ·· 76,114,117
LSC ·· 42,44,88,105
micro-RNA（miRNA）··················· 74,116,118
MMP ··· 22,29,95,126
MPR ··· 12,104

MSC ································· 15,27,42,44,57,82,127
NTX ·············· viii,2,22,28,29,36,40,42,47,60,88,108,125
OC ·············· viii,2,22,26,27,32,36,39,40,46,50,54,63,70,73,
79,83,88,93,99,111,125
OPG ·· 117,119
P1CP ························· viii,22,27,39,48,63,73,125
P1NP ··········· viii,2,16,22,27,35,46,69,73,76,83,99,105,110,125
POCT ··· 23,118
PTH ·· 73,93,111,123
PTHrP ··· 73
PYD ··························· viii,2,22,29,36,39,46,93,125
QALY ·· 104
RIA ·· 23,24,27,127
S1P ·· 117
SERM ······································ 7,16,32,63,82,88,98
total P1NP ·········· viii,18,23,26,27,36,39,41,42,43,47,57,70,
109,116,125,127
TRACP ··· viii,29,126
TRACP-5b ············ viii,2,16,23,29,35,38,40,42,55,65,68,
83,88,93,98,108,116,124,126,127
ucOC ···· viii,28,32,35,38,41,42,47,56,74,79,109,111,126,127
Wnt シグナル ································· 113,117,122

数字・その他

1CTP ····························· viii,22,29,39,48,51,92,126
25（OH）D ·· 25,111
25-ヒドロキシビタミン D ···································· 25
Ⅰ型コラーゲン ·································· 27,29,111,116
Ⅰ型コラーゲン-C-テロペプチド　→1CTP
Ⅰ型コラーゲン架橋 C-テロペプチド　→CTX
Ⅰ型コラーゲン架橋 N-テロペプチド　→NTX
Ⅰ型プロコラーゲン-C-プロペプチド　→P1CP
Ⅰ型プロコラーゲン-N-プロペプチド　→P1NP
Ⅰ型プロコラーゲンプレペプチド ···················· 125
γ-カルボキシグルタミン酸························· 22,26,125
γ-カルボキシル化································· 22,28,32,79,125

骨粗鬆症診療における骨代謝マーカーの適正使用ガイド　2018年版

2018年10月25日	第1版第1刷 発行	
2019年 5月30日	第1版第2刷 発行	
2020年10月25日	第1版第3刷 発行	

編　集　　日本骨粗鬆症学会　骨代謝マーカー検討委員会
　　　　　委員長　西澤良記

発　行　　一般社団法人 日本骨粗鬆症学会
　　　　　［連絡先］一般社団法人 日本骨粗鬆症学会 事務局
　　　　　〒103-0024　東京都中央区日本橋小舟町5-7
　　　　　電話 03-5645-8611　FAX 03-5645-8612

制作・販売　ライフサイエンス出版株式会社
　　　　　〒105-0014　東京都港区芝3-5-2
　　　　　電話 03-6275-1522　FAX 03-6275-1527

印刷・製本　タナカ印刷株式会社

© 日本骨粗鬆症学会 骨代謝マーカー検討委員会 2018
ISBN 978-4-89775-383-6 C3047

JCOPY〈出版者著作権管理機構 委託出版物〉
本書の無断複製は著作権法上での例外を除き禁じられています。複製される場合は、そのつど事前に、出版者著作権管理機構（電話 03-3513-6969、FAX 03-3513-6979、e-mail: info@jcopy.or.jp）の許諾を得てください。